Logiques sociales

Collection dirigée par Bruno Péquignot

En réunissant des chercheurs, des praticiens et des essayistes, même si la dominante reste universitaire, la collection « Logiques Sociales » entend favoriser les liens entre la recherche non finalisée et l'action sociale.

En laissant toute liberté théorique aux auteurs, elle cherche à promouvoir les recherches qui partent d'un terrain, d'une enquête ou d'une expérience qui augmentent la connaissance empirique des phénomènes sociaux ou qui proposent une innovation méthodologique ou théorique, voire une réévaluation de méthodes ou de systèmes conceptuels classiques.

Dernières parutions

Sofiane Bouhdiba, *La mortalité des motards, La mort au guidon,* 2021.

Annabelle BONNET, *Léontine Zanta, : Histoire oubliée de la première docteure française en philosophie*, 2021

Frédéric ROGNON, *La « Tribu », Une utopie pour sauver la planète ?*, 2021.

David EMLER, *La politique, l'histoire, la mémoire,* 2021.

Sébastien JAKUBOWSKI, *Les transformations institutionnelles de l'action publique : armées, enseignement supérieur et enseignement scolaire. Contribution à la sociologie des organisations*, 2021.

Claudie SERVIAN, *Hybridité culturelle de la danse théâtrale étatsunienne à partir de la fin du XIXe siècle*, 2021.

Laëtitia OGORZELEC-GUINCHARD, *Des bibliothèques contre l'incertitude. L'expérience ethnographique des pairs comme équipement,* 2021.

Laurent AUCHER, Danielle Champion, *Récits d'anciens métallos*, 2021.

Raymond SALA, Alain TARRIUS, Joan BECAT, *Un millénaire de cosmopolitismes féminins à Perpignan et à ses frontières*, 2021.

Roland GUILLON, *La politique et l'art. Entre globalisation et pandémie,* 2021.

PSYCHIATRIE, SANTÉ MENTALE ET CULTURE PROFESSIONNELLE PARTAGÉE

5-7, rue de l'École-Polytechnique, 75005 Paris

http://www.editions-harmattan.fr

ISBN : 978-2-343-23956-9
EAN : 9782343239569

Sous la direction de
Laurence Fond-Harmant
Jocelyn Deloyer
Marie-Clotilde Lebas

Psychiatrie, santé mentale et culture professionnelle partagée

Un programme européen de formation des tuteurs

Préface de Jean-Marc Bonmati

L'Harmattan

Du même auteur

Fond-Harmant, L *Des adultes à l'université : cadre institutionnel et dimensions biographiques*, 1996, Paris, Éditions L'Harmattan, Collection Logiques Sociales.

Fond-Harmant, L (dir). *Prévention et promotion de la santé mentale : une alliance transfrontalière innovante*, 2014,Paris, Éditions L'Harmattan, Collection Logiques Sociales.

Fond-Harmant L, Deloyer J, (dir) *Emploi, formation en santé mentale : des innovations nécessaires en Europe*, 2017, Paris, Éditions L'Harmattan, Collection Logiques Sociales.

Fond-Harmant L, Deloyer J, (dir) *Employment, training and research in psychiatry and mental health : an innovative tutoring project in Europe,* 2017, Paris, Éditions L'Harmattan, Collection Logiques Sociales.

Sommaire

Partie 3. Perspectives

Les remerciements

Nos remerciements vont tout particulièrement à l'Union européenne et à son programme Erasmus+ partenariats stratégiques ainsi qu'aux partenaires du projet TuTo+[1]. Ce sont des hommes et des femmes qui se sont impliqués au nom de leur organisation :

Jocelyn Deloyer et Benoît Folens du Centre Neuro Psychiatrique Saint-Martin à Namur, Belgique.

Marie-Clotilde Lebas et Cécile Thioux du département des sciences, de la santé publique et de la motricité à la Haute École de la Province de Namur (HEPN), Belgique.

Claudio Fuenzalida et Javier Sempere de l'Association de Santé Mentale et du Centre de Thérapie Interfamiliale (CTI) à Elche, Espagne.

Déborah Sebanne du Centre Collaborateur de l'Organisation Mondiale de la Santé (CCOMS) pour la recherche et la formation en santé mentale à Lille, France.

Alexandra Pan et Frédéric Cathou de l'Association de Prévention Soins et Insertion (APSI) à Sucy-en-Brie, France.

Margarita Moraitou du Centre de Soutien Psychologique et Pédagogique Kepsipi à Athènes, Grèce.

---

[1] Le projet est co-financé par l'Union européenne. Cet ouvrage n'engage que ses auteurs. La Commission européenne n'est pas responsable de l'usage qui pourrait être fait des informations contenues dans cette publication collective.

Laurence Fond-Harmant et Guy Tanonkou de l'Agence de Coopération Scientifique Europe Afrique (ACSEA) à Luxembourg, Grand-Duché de Luxembourg.

Gabriela Kelemen et Mihaela Gavrilă-Ardelean de l'université Aurel Vlaicu d'Arad, Roumanie.

Grand merci à tous les tuteurs qui ont participé aux sessions de formations, aux auteurs et co-auteurs de cet ouvrage collectif et aux membres du comité de lecture pour leur apport technique et scientifique.

« Seul on va plus vite, ensemble on va plus loin »
Proverbe africain

Les auteurs

Laurent Art est infirmier en chef des hôpitaux de jour du Centre Neuro Psychiatrique Saint-Martin à Namur en Belgique. Thérapeute familial, il a débuté sa carrière dans un service d'accompagnement d'usagers de drogue. Infirmier durant plus de 15 ans en service de psychiatrie aiguë en hôpital de jour, il a ensuite évolué vers des responsabilités de chef de service.

Jean-Marc Bonmati est directeur d'hôpital qui a exercé les fonctions de directeur des ressources humaines pendant 43 ans dans différents établissements hospitaliers français. Convaincu de l'intérêt de la mobilité et de la formation du patrimoine hospitalier que représente son personnel, il a proposé plus d'une quinzaine de projets de partenariats hospitaliers européens depuis 1999. Docteur en droit, il a été désigné expert contrôleur par l'agence Erasmus. Il a publié 6 ouvrages sur les ressources humaines et s'oriente à présent, vers une comparaison des comportements humains et des attitudes animales dans le monde du travail ; lesquels apportent des bénéfices et des récompenses incroyables à tous.

Elodie Bury est interne de médecine, spécialisée en Santé Publique à l'université de Lille, en France. C'est lors d'un stage au CCOMS de novembre 2020 à mai 2021, qu'elle a collaboré à l'évaluation du programme TuTo+ par des (ex)usagers de la psychiatrie et de la santé mentale. Ce stage a permis la découverte de projets de recherches innovants et avant-gardistes dans le champ de la santé mentale.

Marie Costa est docteure en Santé Publique. Ses travaux de thèse ont porté sur l'accès aux soins pour les personnes ayant des troubles liés à l'usage d'alcool dans un contexte d'évolution thérapeutique. Durant son parcours, elle a eu l'occasion de s'intéresser aux pratiques de réductions des risques dans le domaine de l'alcoologie. Depuis janvier 2021, elle a rejoint le CCOMS en qualité d'ingénieure de recherche et suit plusieurs projets relatifs à la santé mentale.

Jocelyn Deloyer, est titulaire d'un master Psychologie Sociale et du Travail et d'un master Gestion des Institutions de Soins et de Santé. Au Centre Neuro Psychiatrique Saint-Martin, à Namur en Belgique, il est référent pour les projets européens depuis une quinzaine d'années. Il s'est spécialisé dans le montage et la coordination de projets européens. Il a participé à de nombreuses études européennes, dont dernièrement « The impact of the COVID-19 pandemic on mental health services in Europe » qui a rassemblé une vingtaine de pays en Europe en 2020. Il est intervenant psychosocial en qualité de vie sur le lieu de travail. Il est également responsable du recueil, du traitement et de l'analyse de données hospitalières qualitatives et quantitatives pour le CNP Saint-Martin.

Marie-Victoire Delsupexhe est chargée de la coordination pédagogique des infirmières responsables en services généraux à la Haute École de la Province de Namur. Après un master en Sciences de la Population et du développement, elle a enseigné à l'Institut et Haute École de la Santé La Source en Suisse ainsi que dans des établissements supérieurs d'enseignement en Belgique.

Arnaud d'Halluin est interne de psychiatrie rattaché à l'université de Lille, en France. C'est à l'occasion d'un stage au CCOMS de novembre 2020 à mai 2021, qu'il a collaboré au projet VETmh TuTo+. Ce stage a permis la découverte de la santé publique, de la psychiatrie communautaire et de l'empowerment des personnes concernées par des troubles psychiques. Il se destine à la psychiatrie de l'enfant et de l'adolescent.

Laurence Fond-Harmant, PhD-HDR, dirige des recherches en Santé Publique et Santé Mentale sur les terrains européens et africains (ACSEA) au Luxembourg. Elle est associée au LEPS, Université Sorbonne Paris Nord-France. Ses travaux portent sur les inégalités sociales de santé, la formation du personnel, l'évaluation de programmes et de pratiques professionnelles. Ces dernières années, elle développe des études sur la digitalisation de la santé et de ses impacts sur les usagers et les organisations de travail.

Claudio Fuenzalida, psychologue spécialisé dans les interventions groupales. Il a étudié dans diverses universités notamment l'université de Otago en Nouvelle-Zélande, de Potsdam en Allemagne, de Milan en Italie et de Joensu en Finlande. En 2010, il a débuté le travail avec le Centre de Thérapie Interfamiliale de Elche en Espagne. Il coordonne un post-graduat universitaire en Thérapie Multifamiliale à l'université Lasalle de Madrid et Barcelone.

Mihaela Gavrilă-Ardelean, PhD, professeure à la faculté des Sciences de l'Education de l'université Aurel Vlaicu d'Arad en Roumanie. Elle dirige le master en Travail Social. Elle conduit des recherches dans les domaines des sciences sociales, de l'éducation, de la santé mentale et de la médecine du travail. Elle participe à de nombreux projets européens. En outre de ses activités d'édition scientifique, elle a publié plus de 28 chapitres de livre et 60 articles scientifiques.

Maxime Gigot est assistant social depuis 4 ans, il travaille au Centre Neuro Psychiatrique Saint-Martin à Namur en Belgique. Ses intérêts portent sur le travail social en santé mentale et plus particulièrement sur l'implication du travail social au profit de l'autodétermination du patient. Ses missions sont orientées vers l'enregistrement, le contrôle de qualité et le traitement des données de soins. Il est impliqué dans de nombreux programmes européens et a participé en tant que tuteur au projet Erasmus+ VETmh TuTo+.

Jade Gourret Baumgart, est titulaire d'un master de Droit, Santé et Éthique de l'université de Rennes et d'un master en Promotion de la santé et prévention de l'École des Hautes Études en Santé Publique. Elle est ingénieure d'études à l'université de Tours en France, dans le cadre d'un projet visant à documenter l'impact de la pandémie de la covid-19 sur les services de santé mentale. Elle a effectué son stage de fin d'études au CCOMS en 2020.

Wendy Hude est chargée de mission pour la participation des usagers au CCOMS de Lille en France. Après avoir travaillé dans l'enseignement et la traduction, elle a été médiatrice de santé-paire pendant deux ans à Paris. Son travail s'articule autour de la reconnaissance et la valorisation des savoirs issus de l'expérience des usagers des services de santé mentale.

Gabriela Kelemen, PhD, est professeure ordinaire et directrice de Département à la Faculté des Sciences de l'Éducation, de Psychologie et de Travail Social de l'université Aurel Vlaicu d'Arad en Roumanie. Elle est rédactrice en chef de la revue Journal Plus Education. Ses domaines d'expertise sont la pédagogie, la didactique du langage et les fondements de la pédagogie de l'apprentissage pour les enfants avec troubles psychiques. Elle a publié plus de 60 articles scientifiques et plus de 12 ouvrages.

Marie-Clotilde Lebas est titulaire d'un master en Sciences et Gestion Hospitalière. Infirmière de formation initiale en différents secteurs de la psychiatrie durant 12 ans, elle enseigne depuis 25 ans les soins infirmiers en santé mentale et psychiatrie, la communication professionnelle en santé et la discipline infirmière dans le département des sciences de la santé publique et de la motricité à la Haute École de la Province de Namur en Belgique. Dans ses missions, elle est formatrice dans le projet européen VETmh TuTo+. Elle est également mandataire et administratrice pour le domaine de la santé mentale dans l'association belge des praticiens de l'art infirmier.

Rea Marselou est membre de l'équipe pluridisciplinaire du Centre de Soutien Psychologique et Pédagogique à Athènes en Grèce. Elle a participé à des projets européens depuis 2014 et est partenaire de projets européens Erasmus+ depuis 2015. Orthophoniste de formation, en 2016 elle s'installe en France où elle obtient un master en art-thérapie. Elle a travaillé pendant trois ans au sein d'un Foyer d'Accueil Médicalisé en région parisienne. Membre de l'équipe multidisciplinaire de Kepsipi, elle participe à des missions d'encadrement et favorise la dimension européenne dans les formations.

Serge Mertens de Wilmars, est médecin chef du Centre Neuro Psychiatrique Saint-Martin à Namur en Belgique, psychiatre et psychothérapeute formé à l'intervention systémique et à la thérapie familiale, maître de stage en psychiatrie, il est habilité pour les admissions sous contrainte légale. Il est l'initiateur du groupe multifamille au sein du CNP Saint-Martin. Il manifeste un grand intérêt pour les organisations et les systèmes de soins combinés à une ouverture permanente vers la coopération internationale.

Margarita Moraitou, est diplômée de l'université de Picardie Jules Verne à Amiens en France et de l'université d'Athènes en Grèce. Son expérience professionnelle dans les domaines de l'éducation, des services sociaux, des administrations locales et des centres d'orientation pour enfants l'a conduite à sa nomination de directrice du Centre de Soutien Psychologique et Pédagogique Kepsipi à Athènes. Elle a consacré une grande partie de sa vie professionnelle à l'évaluation des personnes, au counseling individuel et de groupe et au travail au sein de la communauté. Elle est membre de longue date de l'association des psychologues grecs. Elle a également participé à de nombreux ateliers, conférences et séminaires dans toute l'Europe.

Anne Piret, PhD, sociologue, conseillère à la formation à la Haute École de la Province de Namur en Belgique et enseignante dans les formations du Département de la Santé Publique et de la Motricité. Elle a travaillé de nombreuses années au sein de l'université de Namur en Belgique en tant que chercheuse en sociologie de la formation, conseillère en réorientation et enseignante en didactique des sciences économiques et sociales.

Déborah Sebbane est psychiatre, praticienne hospitalière et ancienne cheffe de clinique au Centre Hospitalier Universitaire de Lille. Elle est titulaire d'un master en Ingénierie des Formations de Santé à l'université de Paris Sorbonne (LEPS) et doctorante en Santé Publique (ECEVE, Inserm, UMR 1123). Elle est directrice du Centre Collaborateur de l'OMS (CCOMS) pour la recherche et la formation en santé mentale - EPSM Lille Métropole, depuis décembre 2020.

Javier Sempere, PhD, psychiatre et psychothérapeute, thérapeute de groupe et superviseur de nombreuses institutions espagnoles. Il est directeur du Centre de Thérapie Interfamiliale de Elche en Espagne. Il coordonne le cursus du post-graduat en thérapie multifamiliale à l'université Lasalle à Madrid et Barcelone.

Cécile Thioux, infirmière de formation initiale et licenciée en Sciences Sanitaires. Elle est directrice du Département des Sciences de la Santé Publique et de la Motricité depuis 2015, à la Haute École de la Province de Namur en Belgique. Elle a travaillé en tant qu'infirmière en soins palliatifs à domicile, puis comme infirmière graduée à Liège et ensuite en tant qu'assistante de recherche clinique sur le sida, à l'hôpital Saint-Pierre de Bruxelles, pendant 5 ans. Elle a poursuivi des formations pédagogiques spécifiques et a alors enseigné pendant 12 ans à la Haute École de la Province de Namur. Elle a corédigé un livre traitant de l'utilisation des classifications en soins infirmiers.

Le comité de lecture

Gaëtan Absil, enseignant et chercheur HELMo, associé au LASC Laboratoire d'Anthropologie Sociale et Culturelle, Institut des Sciences Sociales et Humaines de l'université de Liège, Belgique.

Jocelyn Deloyer, master Psychologie Sociale et du Travail et master Gestion des Institutions de Soins et de Santé, référent pour les projets européens, CNP St-Martin, Namur, Belgique.

Frédéric Denis, HDR en Santé Publique, maître de conférence praticien odontologiste, membre de l'EA 75-05 Éducation-éthique-santé EES, équipe d'accueil EA 75, université de Tours, France.

Bénédicte de Villers, docteure en anthropologie et en philosophie, chargée de recherche et de projets, CNP St-Martin, Namur, Belgique.

Muriel Dulière, infirmière et titulaire d'un master en Santé Publique, enseignante et chercheuse, Département des Sciences de la Santé Publique et de la Motricité, Haute École de la Province de Namur, Belgique.

Laurence Fond-Harmant, docteure en sociologie, HDR en Santé Publique, associée LEPS, université Sorbonne Paris Nord-France. ACSEA-Luxembourg.

Jade Gourret Baumgart, master Santé publique et master Droit de la santé, ingénieure d'étude, EA 75-05 Éducation-éthique-santé EES, université de Tours, France.

Cécile Hanon, psychiatre, praticienne hospitalière, Centre Ressource Régional de Psychiatrie du sujet âgé, APHP, Paris, France.

Isabelle Houot, docteure en Sciences de l'Éducation, maître de conférences, sciences de l'éducation et de la formation, université de Lorraine, Nancy, France.

Helène Kane, docteure anthropologue de la santé, ingénieure de recherche, EA 75-05 Éducation-éthique-santé EES, université de Tours, France.

Christine Maes, assistante sociale, gestionnaire de projet transnational, CNP St-Martin, Namur, Belgique.

Pablo Nicaise, docteur en Santé Publique, chercheur qualifié, IRSS, université catholique de Louvain, Belgique.

Marie-Clotilde Lebas, master Sciences et Gestion Hospitalière, enseignante au Département des Sciences de la Santé Publique et de la Motricité, Haute École de la Province de Namur en Belgique.

Naomi Ohura, assistante administrative et comptable, CNP St-Martin, Namur, Belgique.

Frédéric Prot, docteure en Sciences de l'Éducation, maître de conférences, sciences de l'éducation et de la formation, université de Lorraine, Nancy, France.

Isabelle Tournier, docteure en psychologie. Post-doctorante à l'université de Manchester, Royaume-Uni.

Préface

Toutes les études professionnelles et les travaux de recherche en sciences de gestion et ressources humaines démontrent que pour mobiliser les professionnels de terrain dans une organisation, le triptyque à développer doit passer par l'information, la communication et la formation. Il est établi, en même temps, que toute personne prend à cœur son travail, et la structure qui l'emploie, lorsque, tout d'abord, elle comprend bien ce que l'on attend d'elle, et que, d'autre part, elle se sent traitée avec respect et considération.

Toutes les récentes recherches en psychiatrie et santé mentale montrent la nécessité de former des professionnels de haut niveau et de favoriser les échanges entre structures pour développer des compétences. C'est tout simplement le but du projet TuTo+ présenté dans cet ouvrage. Pour rendre une meilleure qualité de vie au travail, cette stratégie est passée par le couple « Mobilité + Formation » : un tamis qui valorise ainsi le patrimoine humain individuel et collectif.

Avec le soutien financier du programme européen Erasmus+ partenariats stratégiques, on peut y arriver en réunissant et en rapprochant des professionnels motivés qui travaillent dans des pays souvent éloignés. Certes, ils ont des moyens qui leurs sont propres et se trouvent placés souvent dans des conditions d'exercice totalement différentes ; mais ils ont un double objectif identique : se former vite et obtenir des résultats rapidement.

Cette stratégie rendra, à terme, à tous les acteurs une vie professionnelle plus aisée et facilitée. Les bénéficiaires ? A commencer par les patients, les usagers, qui en tireront un bénéfice immédiat, puis les professionnels qui mettent en pratique des acquis performants qui « sécuriseront » leur quotidien. Ceci ouvre ainsi la voie à d'autres aventures ultérieures. Les partenaires sociaux sont également témoins d'une forte amélioration des conditions de travail, se déclinant donc vers une meilleure qualité de vie. Leurs établissements enfin, garantissent le couple « Mobilité + Formation » pour les années à venir ; au profit de tous.

Et le volet ne sera jamais refermé ; d'autres retombées vont se présenter à terme sans prévenir. L'ouverture professionnelle faite par TuTo+ en appellera d'autres ; et chacun des acteurs se retrouvera encore dans les années à venir pour continuer à tisser le réseau des liens européens et de la richesse de ses échanges. Et chacun aura toujours un petit sourire en coin ; et un grand clin d'œil sur le visage, en souvenir des succès passés et en perspectives de ceux qui s'annoncent…

Jean-Marc Bonmati

Chapitre 1

Laurence Fond-Harmant

Regards croisés pour un ouvrage collectif

C'est avec grand plaisir que nous vous présentons ce second ouvrage qui fait suite aux travaux réalisés dans le cadre du projet TuTo (2014-2017) [1].

Au terme de ce deuxième projet TuTo, qui constitue le prolongement de notre travail, nous pensons qu'il est important de présenter une seconde publication collective correspondante au projet TuTo+, appelé VETmh TuTo+ (2018-2021) [2]. Il s'agit de poursuivre la présentation du travail accompli sur la question européenne de la formation des professionnels de la santé mentale et de diffuser nos réflexions, nos méthodes et nos réalisations.

Ce corpus a pour but de situer le programme de tutorat dans les défis européens de la formation continue des professionnels du secteur de la psychiatrie et de la santé mentale. Il veut

---

[1] Nous avions publié un ouvrage collectif à la fin du projet TuTo en version française et en version anglaise :

- Fond-Harmant L, Deloyer J, dir. « Emploi, formation en santé mentale : des innovations nécessaires en Europe », 2017, Paris, Éditions L'Harmattan.
- Fond-Harmant L, Deloyer J, dir. «Employement, training and research in psychiatry and mental health : an innovative tutoring project in Europe», 2017, Paris, Éditions L'Harmattan.

[2] Les projets TuTo (2014-2017) et VETmh TuTo+ (2018-2021) sont co- financés par le programme européen Erasmus+ partenariats stratégiques.

promouvoir la qualification des professionnels de la santé mentale dans toute l'Europe en impliquant les utilisateurs, les professionnels de la santé et du secteur psychosocial, aux côtés d'enseignants et de chercheurs pluridisciplinaires. Ce livre se veut collaboratif en rassemblant les contributions d'experts, d'enseignants et de professionnels partenaires issus des 6 pays européens du projet : Belgique, Espagne, France, Grèce, Luxembourg et Roumanie. Comme pour le précédent projet, et le précédent ouvrage, ce recueil constitue un corpus de connaissances et de témoignages pluridisciplinaires et plurisectoriels au service de la réflexion, de l'action en matière de formation des professionnels et des échanges d'expériences en psychiatrie et santé mentale. De la même manière que précédemment, il a pour objectif de faire connaitre notre cheminement et nos réalisations sans trahir nos espérances initiales : coconstruire de manière pérenne, un réseau de chercheurs et de professionnels européens et produire une culture partagée pour le développement de la formation continue des jeunes professionnels (projet TuTo) et des tuteurs (projet TuTo+) dans le cadre des réalités multiples de l'Europe. Son contenu est le suivant :

La partie 1, composée de 3 chapitres, présente le « processus pédagogique de l'action de formation ». Le chapitre 2 introduit la démarche réflexive dans laquelle s'inscrivent les actions de formation de tuteurs qui ont été conçues et mises en œuvre pour les formés. Les chapitres 3 et 4, rédigés par les partenaires pédagogues de la Haute Ecole de la Province de Namur en Belgique, ancrent le projet TuTo+, dans le cadre pédagogique : de sa conception à la construction d'un référentiel de formation jusqu'aux réalisations des interventions tout au long des trois années du projet. La partie 1 montre en quoi ces approches ont permis de fédérer les partenaires autour d'une culture professionnelle partagée et d'un langage commun, malgré l'hétérogénéité des situations de travail vécues par chaque partenaire dans leur pays respectif.

La partie 2, regroupe quatre chapitres qui ont pour thématique « l'impact du projet » en termes d'axe de réflexion et de témoignages. Les acteurs de ce projet, tuteurs, stagiaires et professionnels des institutions d'accueil, y expriment leur retour d'expériences ainsi que celui de leurs organisations de travail. Ils témoignent de la manière dont le projet TuTo+ a été mis en œuvre dans les pays partenaires européens. Des tuteurs apportent leur réflexion croisée (chapitre 5). Pour la Grèce, un chapitre de synthèse présente les bénéfices et les plus-values du projet dans l'amélioration des compétences des jeunes professionnels d'Athènes, formés au tutorat (chapitre 6). En Roumanie, l'université d'Arad, présente l'importance de ce projet de partenariat européen dans le cadre de l'évolution historique de la psychiatrie et de l'enseignement universitaire (chapitre 7). Le retour d'expérience du programme TuTo+ par les professionnels roumains de la santé mentale et du social est explicité dans le chapitre 8.

La partie 3, « Perspectives » suggère un examen et une discussion critique pour tirer les leçons de ce programme de tutorat. Le chapitre 9, rédigé par les partenaires français de Lille du CCOMS, Centre collaborateur de l'OMS pour la recherche et la formation en santé mentale, apporte une réflexion sur la place des usagers dans ce type de programme. Ils proposent une évaluation du projet TuTo+ par les usagers des services de santé mentale sous forme d'étude en cours de réalisation. Ils en présentent le protocole qui a pour objectif de recueillir des éléments permettant de faire évoluer les formations des professionnels en psychiatrie et santé mentale. L'étude est en cours. Le chapitre 10, sous forme de témoignage de deux psychiatres et d'un psychologue participant au projet TuTo+, suggère des perspectives fédératrices pour la formation des professionnels, sous l'angle d'une culture professionnelle partagée et dans des contextes de travail différents en Europe. Ce chapitre montre les forces et les faiblesses de ce programme et propose, pour l'avenir, l'élaboration d'un projet TuTo version 3, en une action de formation au tutorat en santé mentale accompagné par des pairs-aidants.

Cet ouvrage collectif, avec ses limites et ses faiblesses, est le produit des expériences et réflexions des partenaires du projet et des tuteurs, riches de partages pendant trois années. Le lecteur y trouvera à côté de la présentation des acteurs du projet, leurs enjeux et leurs logiques d'action de manière simple et réaliste, avec toute la rigueur professionnelle qui a guidé nos travaux. Enfin, il propose des moyens d'enrichir les pratiques de mentorat en élaborant divers modèles utilisés dans le projet.

Le livre s'adresse à un public de professionnels et scientifiques, comme les bibliothèques universitaires, les établissements d'enseignement et de formation en psychiatrie, les entreprises sociales, etc. Il est disponible en version française et anglaise.

PARTIE 1

LA DIMENSION PEDAGOGIQUE DU PROJET DE FORMATION

Chapitre 2

Laurence Fond-Harmant

Le dispositif de tutorat et la pratique réflexive : les bases d'une culture partagée

« Agir en homme de pensée et penser en homme d'action »
Alain, philosophe français 1868-1951

1. Le contexte du partenariat

La coopération entre les équipes partenaires du projet TuTo+ vise à élargir, et à mettre en jeu les secteurs de la formation, de la psychiatrie et de la santé mentale. Inscrite dans les domaines des sciences humaines sociales et de la santé publique, elle constitue un dispositif européen de formation de tuteurs pour l'accompagnement de professionnels du soin et du secteur psycho-social. Comment s'y prendre pour donner un sens commun à un projet de formation professionnelle en Europe ? Sur quel levier agir pour construire une culture de formation partagée ?

Le programme TuTo inclut deux projets distincts : TuTo (2014-2017) et TuTo+ (2018-2021), tous deux co-financés par le programme européen Erasmus+ partenariats stratégiques. Le projet TuTo consistait en des actions d'échanges de stagiaires de divers pays d'Europe, dans le cadre d'un programme de formation axé sur le développement des compétences des jeunes professionnels de la psychiatrie et de la santé mentale. Il était renforcé par un parcours académique et professionnel, certifié par 6 ECTS (*European Credit Transfer and Accumulation System*), dirigé par la Haute École de la Province de Namur.

Les objectifs généraux des projets TuTo et TuTo+ cherchent à formaliser et à professionnaliser l'encadrement de jeunes salariés dans le secteur de la santé mentale en formation à l'étranger, pour accroître leur niveau de compétences, notamment lors de leurs séjours en stage dans des organisations partenaires professionnelles et académiques d'accueil :centres de recherche universitaires, hôpitaux psychiatriques, services ambulatoires, structures psycho-sociales d'accompagnement.

L'accent porte sur l'apport de connaissances humaines et sociales par les tuteurs aux jeunes professionnels en stage à l'étranger. Et c'est sur la notion de transmission entre les générations que le programme est conçu. Le lien entre les générations passe par les rencontres et les échanges, mais aussi par la transmission de ce que l'on a soi-même reçu.

Tout au long des deux projets TuTo et TuTo+, les acteurs ont enrichi et se sont enrichis d'un réseau européen de professionnels de la psychiatrie et de la santé mentale. En effet, la collaboration, entre les équipes belges, françaises, roumaines, grecques, luxembourgeoises et espagnoles, vise à élargir et à renforcer les limites du programme initial TuTo : Le cœur de l'action de formation TuTo portait sur l'organisation et les échanges de jeunes professionnels dans le cadre de stages à l'étranger. La dimension de l'accompagnement par les tuteurs n'avait pas été formalisée dans les lieux d'accueil, c'est ce qu'avait mis en évidence l'évaluation de ce projet. (Fond-Harmant et Deloyer, 2017). Pour améliorer le suivi académique et professionnels des stagiaires, le programme TuTo+ a été élaboré pour mettre l'accent sur la formation des tuteurs. Plus spécifiquement pour TuTo+, il s'agit de concevoir, par le renforcement de la formation des tuteurs, des modes pédagogiques d'apprentissage qui participent au développement de l'attractivité des professions dans le domaine de la santé mentale. Bien que dans TuTo+ l'accent soit mis sur la formation de formateurs, le projet implique trois types d'acteurs : stagiaires, tuteurs et structures d'accueil et/ou d'envoi de stagiaires. Rappelons qu'au total ce sont 100 stagiaires dans 16 pays européens d'accueil qui ont bénéficié du premier programme TuTo. Maintenant, avec TuTo+, ce sont 50 tuteurs, issus des 6 pays européens partenaires, qui ont bénéficié des sessions de formation, en langue française et anglaise, conçues pour eux. L'annexe 1 présente une fiche de synthèse de la structuration du programme TuTo+. Les chapitres 3, 4 et 5 inscrivent les sessions de formation dans les ancrages théoriques d'une pédagogie résolument socio-constructiviste et émancipatrice de Kolb (1984).

2. La démarche

Au regard des réalisations du projet TuTo+, le but de ce chapitre est d'élaborer une présentation du dispositif de tutorat sous l'angle de sa mise en réflexivité des tuteurs formés pour construire un cadre d'analyse commun. Il s'agit de poser les bases de la construction d'une culture partagée TuTo+. Ce chapitre rappellera les grands principes et les apports de l'approche réflexive appliquée au projet, à partir de travaux de la littérature scientifique. Puis, nous présenterons les éléments de repère des leviers de base mobilisés pour une culture partagée. Nous terminerons sous forme de discussion sur les limites, les embûches et les perspectives du modèle de références partagées par les partenaires pour construire une culture commune des projets successifs TuTo et TuTo+.

Le présent chapitre cherche à interroger aujourd'hui les usages et effets du succès conceptuel et technique de l'approche réflexive et de le faire de manière transnationale et transdisciplinaire, afin d'identifier et de dépasser certains biais nationaux ou liés à des effets de champs professionnels. Au plan opérationnel, TuTo+ vise à s'appuyer sur les travaux des partenaires du projet : enseignants, chercheurs et professionnel, pour constituer un corpus de 2 modules de formation inscrits dans l'approche de mise en réflexivité de professionnels volontairement tuteur dans le projet (1 module en français, en Belgique et 1 module en anglais en Roumanie, voir annexe 1). Cette action de formation est l'objet d'une analyse transnationale, c'est à dire menée conjointement par les acteurs des pays européens partenaires. Ce travail est co-conduit selon un cadre d'analyse commun situé dans la démarche méthodologique de la socio-clinique institutionnelle (Monceau, 2012), démarche référencée à l'analyse institutionnelle (Lourau, 1970). Elle articule les dimensions micro et macrosociales des réalités professionnelles étudiées en tentant de comprendre comment « l'universel se réfracte dans la singularité des situations institutionnelles localisées et comment celles-ci tissent celui-là (ou construisent, selon une expression passée dans le vocabulaire des sciences sociales) » (Monceau et Savoye, 2003). Il s'agit de démêler le social en train de se faire, tout en évaluant le sens et la portée de sa propre action de décryptage du réel. « Qu'est-ce que j'institue quand j'institue l'analyse ? Consigne qui débouche sur l'analyse de l'implication de l'acteur, une des caractéristiques fortes du projet de connaissance que recèle l'analyse institutionnelle » (Monceau et Savoye, 2003). On interroge ainsi les objectifs, modalités de mise en œuvre, effets et limites de ces dispositifs.

Le cadre d'analyse produit à l'issue du projet donne les moyens de doter les professionnels tuteurs d'un outil de référence commun pour penser la réflexivité dans leur champ professionnel : psychiatrie ou santé mentale[1]. Il permet également d'opérer l'analyse critique des dispositifs mis en œuvre en formation continue. Il rend, les tuteurs formés, opérationnels dans l'accompagnement et le suivi de stagiaires en formation dans leur structure d'accueil.

3. L'apport d'une approche réflexive pour TuTo+

La réflexivité constitue un processus cognitif qui « est devenu autant une exigence scientifique qu'une condition anthropologique » en sciences sociales (Gaucher, 2009). Pour

---

[1] Une boite à outils des apprentissages expérientiels a été conçue pour que chaque tuteur formé procède, dans un document de « travail certificatif » à une réflexion d'auto-évaluation émancipatrice inspirée de l'approche de Delvaux et Delvaux (2012). Le chapitre 5 porte sur des témoignages expérientiels de tuteurs qui s'appuient sur ces notions.

Schön (1983), pédagogue et chercheur en stratégie d'apprentissage réflexive dans la pratique, le professionnel n'est pas seulement le « répétiteur » de modèles théoriques, de méthodes et d'outils appris. Il construit son savoir, progressivement, à partir de sa pratique professionnelle et de son expérience du terrain et de l'action qu'il articule à ses connaissances et savoirs théoriques. Les professionnels sont des « praticiens réflexifs », capables de prendre du recul, d'objectiver leurs pratiques, de les partager, de les discuter, de les améliorer par de l'innovation pour être plus efficace. Ils construisent un savoir professionnel par l'action et la réflexion sur leur propre pratique dans un champ social et professionnel. Schön est en rupture avec les approches pédagogique applicationnistes classiques, plus traditionnalistes.

La démarche de formation des tuteurs du projet TuTo+ s'appuie sur le concept de réflexivité, devenu central dans les « métiers de la relation » (Demailly, 2008). Ce concept désigne plus largement une compétence désormais attendue de l'individu-citoyen « autonome et responsable ». En santé, l'OMS (2012-2013) parle d'« empowerment de la personne », de son « pouvoir d'agir » sur elle-même et de maîtrise sur son environnement. L'approche réflexive fait écho au concept de promotion de la santé de la Charte d'Ottawa (OMS, 1986) qui vise notamment à entrer dans une démarche d'acquisition d'aptitudes individuelles pour le renforcement de compétences des professionnels et des usagers. Il semble nécessaire que les tuteurs formés puissent assurer un rôle de transfert des connaissances permettant aux jeunes professionnels et aux usagers de développer des aptitudes positives et « le pouvoir d'agir » sur les situations. Ce rôle de transfert de connaissances implique aussi une transmission de savoirs d'humanité, particulièrement important dans les métiers de la relation et dans ce contexte multiculturel.

3.1 Le professionnel réflexif

Diffusé à partir des années 1990 en Europe de l'Ouest, avec la traduction en français (Schön, 1993) de l'ouvrage américain de Schön de 1983, l'approche réflexive a facilité l'entrée dans le monde académique et universitaire des formations professionnelles, notamment celle des enseignants. La notion de réflexivité a accompagné les transformations des modalités de formation, comme l'élaboration des référentiels de compétences, qui se sont généralisés depuis les années 2000.

C'est à la fois dans les secteurs de la formation, de la psychiatrie et de la santé mentale qu'ont déjà été inscrits des programmes de formation initiale et continue intégrant l'analyse réflexive pour l'élaboration du transfert de nouvelles compétences professionnelles (Béziat, 2013). Aujourd'hui, dans ces domaines, dans divers pays d'Europe, le concept de réflexivité se décline opérationnellement de manières multiformes : simulations instrumentées de situations professionnelles, avec un fort développement dans la formation du personnel médical et infirmier, groupes d'analyse clinique et socio-clinique des pratiques professionnelles, études de cas, supervisions cliniques, tenue d'un journal de bord, activités et échanges réflexifs comme moyen de traduire et d'approprier des contenus de disciplines contributoires. Avec la formation aux compétences en éducation thérapeutique du patient (D'Ivernois et Gagnayre, 2011) mais aussi plus largement pour répondre à l'objectif politique, à l'échelle européenne, de rendre les sujets plus autonomes et responsables dans leurs choix, la réflexivité s'étend aux bénéficiaires : élèves, étudiants, formés, patients et à leurs familles (Cantelli et Genard, 2007). Dans le secteur de la santé et de l'éducation, se développe un vaste dispositif de formation professionnelle qui vise à articuler « analyse et pratique », en développant des compétences critiques et réflexives (Beziat, 2013).

3.2 L'approche réflexive et le projet TuTo+

Dans l'approche réflexive un professionnel-formateur de TuTo doit être capable d'interroger sa propre pratique et de prendre connaissance des travaux de recherche tant dans le domaine de la pédagogie et de la formation professionnelle, que dans celui du secteur de la psychiatrie, son champ professionnel. Au terme de sa formation, il doit être capable de construire un discours argumenté, qui légitime sa profession, sa place et son rôle de tuteur, par le développement de savoirs propres à sa pratique professionnelle. Cette démarche le met en capacité de produire des diagnostics de situations professionnelles relevant de ses compétences, de les mettre en œuvre en formation, dans son rôle de tuteur, et d'évaluer l'effet de ses pratiques (Perrenoud, 1994).

Le programme TuTo+ a été conçu pour caractériser l'activité des tuteurs qui encadrent les jeunes professionnels dans leur découverte du contexte de stage à l'étranger. C'est pour éviter une approche d'accompagnement qui serait « technocratique » et « bureaucratique » que cette réflexion a été menée sur la base des travaux de Schön et de ses successeurs. Cette approche s'inscrit dans les grands principes qui s'en dégagent pour définir le « praticien réflexif » idéal pour le projet TuTo+. Les chapitres 3 et 4 du présent ouvrage présentent de manière concrète la manière dont les tuteurs ont été formés en inscrivant l'action pédagogique dans les cadres théoriques et conceptuels des sciences de l'éducation.

La pratique réflexive ne doit pas faire l'économie d'une réflexion sur les contextes éducatifs et culturels susceptibles de donner du sens auprès des différents acteurs de la formation qui se meuvent dans l'espace social et professionnel. La socio-clinique institutionnelle prend en compte « la dynamique institutionnelle dans ses analyses localisées » (Monceau, 2012). Cela est pertinent dans le cadre d'un projet européen qui réunit des acteurs de 6 pays d'Europe, aux réalités sociales et professionnelles différentes. Pour Zeichner et Tabachnick (1991), l'approche réflexive s'enracine dans des contextes culturels, appelés « traditions » qui donnent du sens et de la cohérence pour les personnes formées. Les chercheurs distinguent quatre grandes orientations :

1. Dans la tradition académique les contenus, les savoirs disciplinaires sont centraux, la pratique réflexive concerne la matière enseignée, ses modes d'appropriation didactiques et les représentations transmises aux formés.

2. Pour la tradition fonctionnaliste, c'est l'efficacité sociale qui est primordiale, en termes d'application des savoirs et de résolutions de problème.

3. La tradition développementaliste se centre sur la connaissance des formés, sur les processus de compréhension, d'appropriation et de construction des connaissances. Les études sur le développement cognitif ainsi que la dimension relationnelle et affective fondent cette approche.

4. La tradition socio-critique, ou re-constructionniste, porte sur les pratiques de formation individuelles et collectives, et sur les conditions sociales qui les déterminent. La réflexion vise à instaurer un mode d'éducation, de formation, démocratique, équitable et émancipateur pour les formés.

L'approche pédagogique et les contenus de formation du programme TuTo+ se veulent très pragmatiques et opérationnels pour une orientation vers les réalités du terrain professionnel des tuteurs. Elle respecte leurs cadres culturels de référence, où l'une ou l'autre des traditions domine selon le pays, la trajectoire individuelle et la formation initiale et institutionnelle du tuteur. Le programme d'intervention du projet est conçu, de manière transversale et flexible, en s'appuyant sur tous ces savoirs universels fondateurs : académiques, fonctionnalistes, développementalistes et socio-critiques, de manière non exclusive à l'un ou l'autre ! En effet, le programme TuTo+ vise l'explicitation du savoir tacite du tuteur, en structurant l'analyse de son expérience professionnelle et de formation, en tant que tuteur, de manière diachronique, en intégrant sa trajectoire vécue et expérientielle passée, présente et future. L'approche réflexive fait appel à la conscience et à la prise en compte de son développement personnel en tant que formateur-tuteur. Elle nécessite l'application d'une pensée rationnelle fondée sur une rationalité instrumentale et sur des valeurs éducatives, liées au contexte socio-culturel de chacun. A ces attributs fondamentaux les études sur la diversité des approches réflexives (Schön, 1987 ; Richardson, 1990) montrent aussi qu'on peut distinguer l'approche réflexive de la démarche, en cinq grands registres caractéristiques : le moment où elle intervient, l'objet sur lequel elle porte, le contexte de la formation, les processus mis en œuvre, les niveaux de complexité atteints ou recherchés et la visée prioritaire de l'activité réflexive. L'annexe 2 explicite ces registres.

3.3 Les leviers de bases d'une culture partagée

Quelles leçons tirer de la démarche réflexive pour la formation de tuteurs ? L'approche réflexive exige du professionnel qu'il porte un regard analytique et critique sur lui, en tant que sujet-acteur, ainsi que sur sa position, son rôle et ses pratiques.

Ces grands principes conceptuels de l'approche réflexive ont permis aux partenaires pédagogues du projet, de concevoir et de circonscrire le programme TuTo+ de formation des tuteurs. Les fondements théoriques sont présentés, graduellement, dans les trois parties de la formation pédagogique dirigée et co-écrite par les enseignants de la Haute École de la Province de Namur :

1. *Clarifier les savoirs théoriques et identifier des bases de connaissances fécondes pour l'apprentissage*

Réalisés pendant six années, TuTo et TuTo+ ont appris aux acteurs du projet qu'il fallait asseoir le fondement de ce double projet sur la clarification de savoirs théoriques et l'identification des bases de connaissances fécondes pour l'apprentissage des formés et des tuteurs. Il s'agit d'appuyer une démarche pédagogique d'auto évaluation des apprentissages expérientiels qui se base sur 4 axes de savoirs : savoir action, savoir être, savoir collectif et savoir social. Elle permet d'interroger les 4 postures dynamiques des tuteurs formés : « *Se situer, Se déplacer, S'engager, S'allier* » (Delvaux et Delvaux, 2012).

2. *Rendre les connaissances et savoirs accessibles à tous les acteurs*

Ceci réalisé, il convient aussi de rendre les connaissances et savoirs accessibles à tous les acteurs partenaires du projet, quels que soient leur métier d'origine et leur parcours. Connaître nos partenaires depuis plus d'une dizaine d'années, dans le cadre commun de projets de recherche et/ou d'échanges[2] européens a mis en capacité de les mobiliser, selon leurs expertises respectives bien identifiées, pour concevoir un travail en profondeur basé sur un système de valeurs partagées et coconstruites qui caractérisent TuTo+.

3. *Former des acteurs-sujets*

Le cadre méthodologique de la socio-clinique institutionnelle a permis d'engager tous les acteurs du terrain sur lequel il s'exerce. Il les a considérés comme des acteurs-sujets qui participent réellement au processus de formation avec les formateurs. La clarification des places et des rôles de chacun au travail analytique a permis d'aborder la complexité de la réalité des situations de travail, malgré parfois les contradictions internes à leurs pratiques. C'est la justification et la précision des concepts en situation qui a permis ce travail de formation-transformation. Ce sont la rencontre et la confrontation des deux types d'acteurs, formateurs et tuteurs, qui ont permis la construction de connaissances produites pour le projet TuTo+, chacun occupant son propre espace professionnel (Monceau, 2012).

Discussion

1. *Les limites et les contraintes de la réalisation*

Nous savions que former des praticiens réflexifs capables d'analyser leur expérience pour la transformer en savoirs professionnels, est un objectif ambitieux. Ce projet de formation

---

[2] Projets co-financés par des programmes européens Grundtvig, Interreg, Erasmus+ partenariats stratégiques.

au tutorat, nous a rappelé combien la construction d'un système de valeurs partagées est indispensable pour faire des choix éducatifs explicites et fondés. Comme pour le projet TuTo+, nous nous sommes heurtés à un certain nombre de difficultés dues à la nature même des projets européens de formation d'adultes. Les tuteurs, professionnels formés, sont issus de métiers divers du soin ou de l'accompagnement psycho-social en psychiatrie et santé mentale. Ils exercent leurs activités dans des contextes professionnels, institutionnels, économiques et organisationnels différenciés. Les réalités du secteur hospitalier de la psychiatrie et celles de l'organisation de petites structures, souvent associatives, de l'accompagnement psycho-social renvoient à des cadres d'exercices et contextes politiques, institutionnels et professionnels extrêmement variés et inégaux d'un bout à l'autre de l'Europe. En effet, être tuteur dans le cadre de Kepsipi, structure de 10 professionnels de l'accompagnement psycho-social au centre-ville d'Athènes, ne regroupe pas les mêmes réalités professionnelles, que celles du tuteur du CNP St-Martin, à Namur, en Belgique, composé d'un hôpital neuro psychiatrique de 300 lits et de trois maisons de soins psychiatriques de 90 lits.

La tâche de conception et de mise en œuvre de la formation de tuteurs, fédératrice autour de l'approche réflexive, a été complexe à opérationnaliser en raison de ces disparités structurelles, mais aussi parce que le calendrier du projet TuTo+ a correspondu, en mars 2020, à la crise sanitaire de la covid-19. Elle a touché tous les partenaires du projet avec des impacts forts en psychiatrie et santé mentale sur les organisations de travail et sur les membres du personnel eux-mêmes (Thome et al., 2020). Des adaptations, en termes de contenu, de répartitions et de localisations des séances de formations, en e-learning, ont été nécessaires pour faire face aux contraintes de la situation. Dans le contexte d'exigences sanitaires de la covid-19, et de confinement généralisé il a fallu renforcer la collaboration entre tous les acteurs professionnels des pays partenaires pour construire une culture commune et un référentiel partagé. Pour faire face à la situation, il a fallu adapter spécifiquement les contenus, les supports de cours, la pédagogie au e-learning tout en privilégiant l'interaction de groupe, et dans des délais très courts pour ne pas perturber le déroulement initialement prévu des séances de formation. De plus, il a fallu s'assurer que la réalisation des modules de formation à distance soit possible, pour tous les tuteurs pour garantir la suite du programme entamé en cultivant la motivation, l'enthousiasme et la dynamique de tous les acteurs : équipements informatiques adaptés, lignes internet des établissements suffisamment fiables et sécurisées, réservations des salles de travail pour 3 journées de formation consécutives dans des établissements qui ont leur propre règlement intérieur pour la circulation du personnel en période de crise sanitaire, organisation des séances en télétravail, etc.

2. *Les forces : des hommes et des principes d'universalités*

Dans ce contexte de réalisation d'interventions contraignantes pour tous les acteurs, les bonnes volontés et le bon sens pratique de tous les acteurs (formés, formateurs, organisateurs) ont permis de franchir progressivement les diverses embûches. Sur le plan de la maîtrise et de la confiance, les partenaires concepteurs des actions de formation des tuteurs de la Haute Ecole de la Province de Namur, ont bénéficié d'une reconnaissance infaillible de l'équipe projet et des tuteurs formés, comme l'ont déjà confirmé les premiers feed-back d'évaluation des sessions de formation. Les principes avancés universels d'éducation, d'apprentissage et de formation, de la littérature scientifique ont constitué un apport considérable unificateur, car légitime par tous les partenaires, issus de contextes socio-culturels différents et spécifiques en période de crise de la covid-19. L'organisation, la conception, les contenus, la pédagogie mise en œuvre pour TuTo+ dans le contexte tumultueux de la covid-19 n'ont pas entamé la crédibilité du partenariat. Les principes acceptés par tous ont permis la coconstruction d'un langage partagé pour théoriser les pratiques professionnelles et les transformer en savoirs et connaissances, qui guident les actions de terrain et les interventions en séance de formation (Hensler et al., 2001).

Le programme TuTo et TuTo+ est un projet traversé par de nombreuses influences. En effet, dix pays européens ont participé au projet TuTo et malgré les différences culturelles, politiques et économiques, des tuteurs et des jeunes professionnels stagiaires, du secteur de la santé mentale et de la psychiatrie ont pu, pendant six années, partager, échanger, enrichir ce programme de formation pour sa mise en œuvre. Un focus particulier a été réalisé sur les conséquences de cette diversité historique sur les évolutions des métiers de la santé mentale et de la psychiatrie (Nache et al., 2017). Ce brassage culturel et pluridisciplinaire a permis à tous les acteurs de vivre des échanges professionnels productifs, mais pas seulement : en effet, le contexte bienveillant et respectueux de formation a créé des conditions favorables pour produire en commun un plaidoyer universel de promotion de la santé mentale et de la psychiatrie. L'approche réflexive de formation et de recherche interventionnelle, pluridisciplinaire et plurisectorielle en a été le fil conducteur (Fond-Harmant et Deloyer, 2017).

3. *Les enjeux d'un projet ambitieux*

Au terme des trois années du programme TuTo+, le cadre transnational d'analyse des dispositifs de mise en réflexivité de tuteurs en santé mentale, sur lequel débouche le projet, constitue une référence commune pour l'ensemble des participants. Il est diffusé dans les milieux de la recherche en santé mentale publique et en psychiatrie, et ceux de la formation en sciences de l'éducation (Fond-Harmant et al., 2016). TuTo+ se présente comme un référentiel de travail interdisciplinaire et européen pour penser la réflexivité dans son champ professionnel et opérer l'analyse critique des dispositifs mis en œuvre en formation initiale et continue. TuTo+ constitue en Europe une référence commune et pilote en formation de tuteurs formateurs. Comme support pour la co-conception et l'analyse de dispositifs, les partenaires ont réussi à produire des compétences réflexives dans un réseau de professionnels, chercheurs et enseignants en psychiatrie et en santé mentale. Cette production de savoirs a permis de construire les solides bases d'une culture partagée européenne qui, avec ses forces et malgré ses limites, a atteint ses objectifs avec succès.

Par ailleurs, l'origine de la conception du programme TuTo repose sur une analyse des besoins de formation pour répondre à une crise profonde de la vocation des métiers de la psychiatrie, dont nous présentons un type dc modalité (Fond-Harmant et

Deloyer, 2017). En effet, TuTo et TuTo+ se révèlent comme une réponse préfiguratrice de la nécessité de considérer les échanges et les interactions avec les professionnels d'autres pays européens comme une opportunité complémentaire de formation continue. Ces projets rappellent que la santé mentale est une priorité de santé publique et qu'il est indispensable d'inscrire les politiques de formation des professionnels de santé mentale de manière pérenne avec une visée à long terme (OMS, 2016). Il est indispensable aussi d'inventer de nouvelles formes de formations, adaptées, réajustées, pour une Europe des cultures communes dans des champs professionnels communs (Coste, 1997).

L'enjeu de formation est majeur car la santé mentale ne concerne pas seulement les problèmes de psychiatrie médicale, mais aussi des questions de société, de relations et de régulations sociales. La réhabilitation et le rétablissement sont les notions qui amènent à concevoir du changement dans l'exercice des métiers, notamment avec le développement de la e-santé mentale et de la télé-consultation (Briffault, 2017). Avec ces changements, tous les pays connaissent des recompositions qui suscitent toutes sortes de tensions. Il s'agit de former pour favoriser la complémentarité des professionnels du point de vue de leur discipline de métiers et de cultures internes. Il s'agit par la formation, dans un environnement complexe et parfois tumultueux, de les aider à intervenir pertinemment dans l'hôpital et en dehors dans le parcours de prise en charge et d'accompagnement des personnes atteintes de troubles psychiques.

L'enjeu important, au terme de ces formations au tutorat dans une approche réflexive est celui d'impliquer les usagers dans la co-conception de formation des professionnels (Fond-Harmant et al., 2014). Dans le présent ouvrage, le chapitre 9, rédigé par le CCOMS, partenaire français, en montre toute la pertinence. En effet, dans une vision universelle de la formation des professionnels de la psychiatrie et de la santé mentale, (Gourret Baumgart et al., 2020) il est nécessaire d'associer à nos actions de formation les usagers, capables de traduire leur vécu en connaissance, par une approche réflexive et productive d'un travail et d'une culture commune aux acteurs de la psychiatrie.

Références

Baudot, S., Huart, F. (2011). La pédagogie émancipatrice comme fondement de la formation ISCO, dans La formation, un laboratoire pour l'action collective, *Actes de la journée d'étude CIEP du 01 octobre 2011* [En ligne].

Béziat, J. (dir.). (2013). Analyse de pratiques et réflexivité. Regards sur la formation, la recherche et l'intervention socio-éducative. L'Harmattan, Collection Savoir et Formation.

Briffault, X., (2017). Singularisations, contextualisations, interconnexions. Quelques grandes évolutions de la recherche en santé mentale et leurs conséquences sur les prises en charges. *Perspectives Psy*, 56 ; 2.

Cantelli, F., Genard, J.-F. (2007). *Action publique et subjectivité.* LGDJ.

Coste, D. (1997). Eduquer pour une Europe des langues et des cultures, *Etudes de linguistique appliquée*, vol 106.

Delvaux, V., Delvaux, E. (2012). *Évaluer l'émancipation dans une formation. Le cas de l'Isco.* Le Grain, Atelier de pédagogie sociale.

Demailly, L. (2008). *Politique de la relation.* Septentrion.

D'Ivernois, J.F., Gagnayre, R. (2011). *Apprendre à éduquer le patient : approche pédagogique* (nouvelle édition), Maloine.

Fond-Harmant, L., Deloyer, J., (dir.) (2017). *Training, tutoring and research in mental health: an Innovative Tutoring Project in Europe*, Éditions L'Harmattan, Collection Logiques Sociales.

Fond-Harmant, L., Deloyer, J., Moraitou, M., Nache, C., Sempere, J., Thome, J., Fuenzalida, C., Folens, B., Kelemen, G., Gavrila-Ardelean M., Vlaicu, A. (2016). Employement crisis in psychiatry and mental health and European tutoring : Interim evaluation of the TuTo program, *Journal plus Education*; 14, 1, 262-284.

Fond-Harmant, L., Absil, G., Barroche, M. C. (2014). Santé mentale : sortir de l'empowerment des usagers avec les associations d'usagers dans Fond-Harmant, L. Prévention et promotion de la santé mentale : une alliance transfrontalière innovante, Livre et DVD, Éditions L'Harmattan, Collection Logiques Sociales.

Gaucher, C. (2009). De passeur de mots à médiateur de sens : affronter les risques méthodologiques d'une interprétation anthropologique de la quête identitaire des Sourds. *Recherches qualitatives*, *28,* 3, 6-18.

Greene, M. (1989). Reflection and Passion in Teaching, *Education and Culture*, vol. 09,1.

Gourret Baumgart, J., Sebbane, D., Lebas, M.-C., Fond-Harmant, L., (2020). Involving users of mental health services in the training of psychiatrics and mental health professionals : a literature revive, *Journal Plus Education*, vol XXVII, 2, 322-342.

Hensler, H., Garant, C., Dumoulin, M.-J. (2001). La pratique réflexive, pour un cadre de référence partagé par les acteurs de la formation. *Recherche & Formation*, n°36.

Kolb, D.A. (1984). Experiential learning. Englewood Cliffs (NJ) : Prentice-Hall. Le savoir-apprendre expérientiel dans le contexte du modèle de David Kolb.

Lourau, R. (1970). L'analyse institutionnelle. Éditions de Minuit. Paris.

Monceau, G.(dir.) (2012). L'analyse institutionnelle des pratiques. Socio-clinique des tourments institutionnels. Éditions L'Harmattan. Paris.

Monceau, G., Savoye, A., (2003). L'analyse institutionnelle : entre socio-clinique et socio-histoire. *L'Homme & la Société*, 147, 1, 7-10.

Nache, C., Pan, A., Salime, S., Evolution of mental jobs in Europe, Fond-Harmant, L., Deloyer, J. Training, tutoring and research in mental health :an Innovative Tutoring Project in Europe, Éditions L'Harmattan, Collection Logiques Sociales.

Nodding N, (1987). Fidelity in teaching, teacher education and research for teaching *Educational Review,* 56, 4.

OMS (2016). La santé mentale : Renforcer notre action, Genève.

OMS (2013). Mental Health. Action plan 2013-2020, Genève.

OMS (2012). L'empowerment des patients dans la région européenne : un appel pour une action commune dans Première conférence européenne sur l'autonomisation des patients, 11-12 avril 2012, Copenhague, Danemark.

OMS (1986). Charte d'Ottawa pour la promotion de la santé, Genève.

Perrenoud, Ph. (1984). *La fabrication de l'excellence scolaire : du curriculum aux pratiques d'évaluation. Vers une analyse de la réussite, de l'échec et des inégalités comme réalités construites par le système scolaire*. Droz.

Richardson, V. (1990) The evolution of reflective teaching and teacher education dans Clift, W. R., Houston, M. Pugach Encouraging Reflective Practice: An Examination of Issues and programs. Teachers College Press.

Schön, D. A. (1983). The Reflective Practitioner: How Professionals Think In Action, Basic Books.

Schön, D. A. (1987). Educating the Reflective Practitioner: Toward a New Design for Teaching and Learning in the Profession. CA.

Schön, D. A. (1994). *Le praticien réflexif : à la recherche du savoir caché dans l'agir professionnel* (traduit par D. Gagnon & J. Heynemand). Les Éditions Logiques.

Thome, J., Deloyer, J., Coogan, A. N., Bailey Rodriguez D., Da Cruz e Silva O. A. B., Faltraco F., Grima C., Gudjonsson, S. O., Hanon, C., Hollý, M., Joosten, J., Karlsson, I., Kelemen, G. Korman, M., Krysta, K., Lichterman, B., Loganovsky, K., Marazziti, D. Moraitou, M., Mertens de Wilmars, S., Reunanen, M., Rexhaj, S., Sancaktar, M., Sempere, J., Tournier, I., Weynant, E., Vis, C., Lebas, M. C., Fond-Harmant, L. (2020). The impact of the early phase of the COVID-19 pandemic on mental-health services in Europe, *The World Journal of Biological Psychiatry.*

Zeichner, K.M., Tabachnick, B. R. (1991). *Réflexions sur l'enseignement réfléchissant.* Dans B. R. Tabachnick et Zeichner K. M. (Dir.), *Issues and practices in inquiry-oriented teacher education.* Falmer Press.

Annexe 1

Synthèse du programme de formation des

sessions TuTo+

Session de formation 1

Objectifs	Créer le portfolio et le carnet de route du tuteur
Contenu indicatif	Représentations sociales Mise en place de la conceptualisation de la fonction de tuteur Différence entre compagnon et tuteur
Pédagogie	Socio-constructiviste Emancipatrice
Références chapitre d'approfondissement dans le présent ouvrage	Voir les chapitres 3 et 4
Durée	3 jours
Dates de réalisation et lieux	- Session en français : mars 2019 à Namur, Belgique - Session en anglais : juin 2019 à Arad, Roumanie

Session de formation 2

Objectifs	Créer un outil de démarche émancipatrice
Contenu indicatif	Développement de l'approche de Kolb Apprentissage expérientiel Accompagnement du tuteur
Pédagogie	Socio-constructiviste Emancipatrice
Références chapitre d'approfondissement dans le présent ouvrage	Chapitre 4
Durée	3 jours
Dates de réalisation et lieux	- Session en français : octobre 2020 à Namur, Belgique - Session en anglais : mai 2021 à Arad, Roumanie

Session de formation 3

Objectifs	Connaître les outils de partage à distance
Contenu indicatif	E-learning, e-santé E-tutorat Portfolio numérique Utilisation padlet et espace virtuel
Pédagogie	Socio-constructiviste Emancipatrice
Références Chapitre d'approfondissement dans le présent ouvrage	Chapitre 4
Durée	3 jours
Dates de réalisation et lieux	- Session en français : mars 2021 à Namur, Belgique - Session en anglais : août 2021 à Arad, Roumanie

Annexe 2

Les 5 grands registres de l'approche réflexive appliqués au projet TuTo+
(inspiré de Schön 1987 et Richardson 1990)

Registres	Caractéristiques
Le moment	La temporalité de la réflexion dépend de la situation. La réflexion prend place avant, pendant, ou après l'action de formation. La démarche cyclique : la réflexion anticipatrice et l'analyse de l'action réalisée, constituent le fondement de l'analyse d'une expérience nouvelle. L'accompagnement du tuteur en formation est centré sur la réflexion post-active.
L'objet deux catégories a. La formation *in situ* b. Le contexte social et institutionnel	a. La formation *in situ*, en salle et en visioconférence. Aspects de pédagogie et de didactique, caractéristiques des formés, la discipline enseignée en lien avec le contexte de l'action collective. b. Le contexte social et institutionnel de l'activité professionnelle : politiques éducatives, politiques de psychiatrie-santé mentale, les règlements, la sélection des tuteurs, des stagiaires.
Le contexte	La pratique sociale, publique, enracinée dans une culture professionnelle en action propre à chaque partenaire dans le pays duquel il est issu.

Le processus mis en œuvre	Les analyses et résolutions de problèmes font appel à la diversité des savoirs, mais cette vision rationaliste est mise en cause par la philosophie de l'éthique de l'éducation, (Greene, 1986 ; Noddings, 1987), pour la prise en compte de valeurs humanistes, telles que la sollicitude, la bienveillance et le sens de l'engagement des formés.
Les 3 niveaux de complexité	1. Niveau technique : trouver l'efficacité des moyens opérationnels, 2. Niveau pratique : pré-supposés, intentions éducatives à moyen et à long terme, et conséquences sur les tuteurs formés, 3. Niveau critique : analyse de l'action avec des critères moraux, éthiques et politiques.
La visée prioritaire	Elle clarifie le sens accordé à l'activité réflexive du tuteur. Si la visée est identitaire, elle symbolise la construction ou la consolidation de l'identité professionnelle, sociétale ou personnelle. Si la visée est pragmatique, elle met alors l'accent sur la recherche d'une formation plus satisfaisante selon différents critères.

Chapitre 3

Marie-Clotilde Lebas
Cécile Thioux
Anne Piret

Une formation au tutorat comme levier de changement dans les pratiques de soins en psychiatrie : cadres conceptuels

Introduction

En mai 2017, le projet TuTo (2014-2017) visant la mobilité des stagiaires chez les primo-engagés d'institutions de soins psychiatriques européennes se clôture. Les évaluations à mi-parcours et en finalité de ce dernier sont très positives chez tous les partenaires ; managers, tuteurs et participants européens ayant accompagné les stagiaires dans leurs stages de 2015 à 2017 (Fond-Harmant et Deloyer, 2017).

Dans le décours de la clôture de ce projet TuTo, des réunions de débriefing s'organisent au CNP St-Martin à Namur, afin de finaliser ces bilans et aussi d'envisager d'éventuelles pistes de collaboration avec tous les partenaires européens que le projet a mis en contact. Durant trois journées, la cellule de pilotage a concerté et rencontré les managers du projet, les tuteurs et les accueillants de stagiaires. Ces journées, en plus des bilans, ont permis de tracer les potentielles perspectives du nouveau projet TuTo+.

Lors de ces réunions, tous s'entendent pour dire l'épanouissement personnel et l'impact sur la motivation professionnelle qu'ils en ont retirés. Ils soulignent aussi positivement les liens et les échanges qui se sont tissés entre eux. Ce travail en réseau a même initié d'autres partenariats et collaborations européennes en santé mentale. Nous constatons que l'impact qui est évalué lors de cette réunion porte moins sur les acquis ou la satisfaction des stagiaires que sur le statut de tuteur, le rôle et la place de ce dernier dans le projet : les évaluations des acquis et de la satisfaction des stagiaires ont, quant à elles, fait partie intégrante des documents du travail certificatif finalisant leur processus de formation.

Certaines réflexions des accueillants et tuteurs se déclinent sous forme de questionnements résiduels face à la complexité du rôle de tuteur dans ce projet initial :

- Quels éléments et pratiques différencient le tuteur de l'accueillant qui accompagne le stagiaire durant ses stages ?
- Quand, où et comment le tuteur intervient-il auprès du stagiaire ?
- Comment évaluer l'efficacité du tutorat sur les apprentissages mobilisés par le stagiaire et dans les productions intellectuelles certificatives à l'issue des trois stages ?
- Sous quelles formes les collègues du stagiaire peuvent-ils bénéficier, à son retour, des nouveaux apprentissages qu'il a construit lors de son stage européen ?

Nous pouvons constater, au travers de ces questions, que l'expérience d'encadrement tutoral est une pratique « personne dépendante » liée à la façon dont la personne perçoit ce rôle. Les commentaires permettent de discerner un flou inconfortable, une complexité de circonscription, une ambiguïté pour le rendre efficient ou efficace.

Dans ce contexte questionnant la qualité et l'adéquation du rôle de tuteur de jeunes stagiaires, la cellule de pilotage du CNP St-Martin sollicite la Haute École de la Province de Namur pour poursuivre la collaboration dans une modalité adaptée : former les tuteurs à leur rôle et les accompagner dans cet apprentissage expérientiel pour clarifier le tutorat.

Ces constats sur des éléments non explicités et non stabilisés dans le TuTo sont riches de perspectives nouvelles car ils ouvrent les pistes pour de nouveaux contenus formatifs adaptés à l'évolution vers un deuxième projet, appelé TuTo+ (2018-2021). L'idée de base est d'intégrer les cadres conceptuels et théoriques requis pour un tutorat et un compagnonnage de qualité et pour un tutorat à double finalité : tutorat de jeunes professionnels, stagiaires, et parallèlement tutorat de tuteurs novices dans le secteur de la santé mentale.

La mission de la Haute École de la Province de Namur évolue de la création d'un canevas de travail certificatif que les stagiaires doivent remettre fin des stages[1] à la création d'une « boite à outils du tutorat ». Le tuteur y puise les ressources conceptuelles et théoriques nécessaires à l'appropriation de son rôle, ainsi que les outils supports pour accompagner le stagiaire ou le jeune tuteur dans son apprentissage expérientiel[2]. Ce chapitre va permettre au lecteur de comprendre la méthodologie de formation proposée en réponse aux premières questions initiales post-projet TuTo. Il expose les étapes parcourues et résultats obtenus fin de la première formation en mars 2019 pour les tuteurs francophones, et en juin 2019 pour les tuteurs anglophones. Une discussion sur les éléments pérennes dans la continuité du projet et ceux qui nécessitent une adaptation clôturera le chapitre.

1. Méthodes

Pour le programme de formation TuTo+, la direction de la Haute École de la Province de Namur a délégué la mission de formation des tuteurs à deux membres de son cadre professoral, du domaine de la santé mentale et de la psychiatrie.

Pour répondre aux différents questionnements résiduels post- projet TuTo, leur mission est multifocale dans le projet TuTo+ : créer une boite à outils de tutorat pour des professionnels européens de la santé mentale désireux de soutenir de jeunes collègues dans des stages de découverte des secteurs de la santé mentale et de la psychiatrie et à former des pairs dans l'apprentissage du tutorat (Lamaurelle et al., 2016) ; enseigner

[1] Projet TuTo (2014-2017)
[2] Projet TuTo+ (2018-2021)

les contenus des « boites à outils de tutorat » aux tuteurs lors de modules de formation en français et en anglais afin de couvrir tous les partenaires européens ; permettre les échanges inter-partenaires au travers d'une plateforme de communication commune à tous, pour que les contenus évoluent entre les séances de formation et ensuite dans la communauté de partenaires européens.

Lors des séances de débriefing dans la continuité du premier projet TuTo en 2017, tous les questionnements émanant des partenaires sont intéressants. Tant ceux explorant le rôle, la place et le statut du tuteur et sa légitimité dans la sphère de l'accueillant et du stagiaire, que ceux investiguant l'efficience et la qualité de son tutorat et les répercussions de ce projet sur les collaborateurs directs du stagiaire. Lors d'une des réunions préparatoires de la cellule de pilotage pour le projet VETmh TuTo+, nous décidons de les appréhender dans des contenus différents et des temporalités graduelles, au cours des trois années du projet. Nous avons plusieurs réunions fin 2017 et début 2018, avec les différents partenaires, pour convenir des modes, méthodes et outils choisis pour formaliser ces trois formations (Saint-Jean et al., 2017) ; au total une dizaine de rencontres concernant les objectifs, les contenus, etc.

Le choix d'une méthodologie socio-constructiviste (Jonnaert, 2009 ; Yvon et Zinchenko, 2011) et d'un modèle adapté à l'andragogie (Carré, 2015 ; Bourgeois et Nizet, 2005) nous apparaît comme une évidence après avoir rencontré les tuteurs en réunion en 2017. Ce sont des professionnels de la santé mentale et de la psychiatrie, aguerris et possédant une expertise de la pratique dans ce secteur telle que Benner (1982) et Dreyfus (2004) la décrivent.

Nous planifions les formations francophones et anglophones en trois temps sur la période 2019 à 2021 ce qui donne six périodes de formation au total. Elles vont s'articuler avec les périodes de stage des stagiaires potentiels et viser les acquis d'apprentissage permettant de tutorer un stagiaire dans son parcours de découvertes, en alternance, avec des temps de coconstruction plus pédagogiques permettant l'acquisition des éléments prérequis pour devenir formateur de futurs tuteurs.

La première formation vise la mobilisation des concepts et des cadres théoriques qui permettent la différenciation entre le tutorat et le compagnonnage (Baudrit, 2011 ; Menaut, 2013). Elle initie la posture d'accompagnement (Paul, 2004, 2010, 2016) et balise le compagnonnage cognitif tel que présenté par Vanpee, Frenay, Godin et Bédart (Vanpee et al., 2010).

Elle pose le cadre des apprentissages et productions dans la durée du projet. Les deux premiers outils qui y sont présentés sont le *Carnet de route du tuteur* (Raucent et al., 2010) et le *Portfolio du stagiaire* (Berthiaume et Daele, 2010 ; Lecoq, 2018). Ces derniers doivent permettre aux tuteurs de développer des apprentissages et des connaissances par l'intermédiaire de leurs propres représentations. Les conceptions initiales de chacun sont au cœur du processus d'apprentissage (Jonnaert, 2009). Les productions dont les deux outils sont les guides d'élaboration vont évoluer au fil des rencontres tuteur-stagiaire et des périodes de stage qui donnent matière à les expérimenter. Ces productions sont construites à des fins certificatives du tuteur et du stagiaire ainsi que la base des productions de dissémination, lors des journées d'étude de l'évènement de clôture du projet.

La deuxième formation vise la compréhension et la mobilisation des apprentissages expérientiels dans le modèle de David Kolb (1984). En permettant au tuteur d'éprouver le processus de démarche émancipatrice, tel que Kolb la préconise, ce dernier s'approprie ce modèle de manière plus large que la somme des contenus y enseignés. Par la suite, dans son accompagnement tutoré du stagiaire ou du tuteur novice, elle donne de la légitimité à sa fonction de pédagogue dans la triangulation tutorat, compagnonnage et apprentissage. Cette approche *expérimentée* offre un outil de tutorat supplémentaire au tuteur : *l'apprentissage expérientiel selon le modèle de Kolb*. Il pourra déployer cet outil et ses avantages à souhait tant avec les stagiaires, qu'avec les tuteurs novices. Nous reviendrons sur cette partie des formations dans le chapitre 4.

La troisième formation vise le recensement, la description, l'analyse des expériences et expérimentations pratiquées, l'évaluation des acquis durant ces trois années. Elle impacte, aussi, la qualité souhaitée dans les retombées intellectuelles possibles sur les groupes d'appartenance des stagiaires et des collaborateurs. Elle initie chacun à la dissémination de ce qu'il a acquis au travers de productions diverses (carnet de route, portfolio, etc.) lors des journées d'études et de l'évènement de clôture du projet TuTo+.

2. Résultats

En mars 2019, nous avons accueilli dix-sept tuteurs francophones lors de la première formation de trois jours à Namur en Belgique. Ils provenaient de France, de Grèce et de Belgique et avaient été recrutés respectivement par l'APSI (France) en ce qui concerne cinq d'entre eux, par Kepsipi (Grèce) pour une, et par le CNP St-Martin (Belgique) pour les onze autres.

Nous avons accueilli vingt-quatre tuteurs anglophones lors de la première formation de trois jours en juin 2019 à Arad en Roumanie. Ils provenaient de Grèce, d'Espagne et de Roumanie et avaient été recrutés respectivement par Kepsipi (Grèce) en ce qui concerne cinq d'entre eux, par l'association Salute Mental (Espagne) pour neuf d'entre eux et par l'université Aurel Vlaicu d'Arad (Roumanie) pour les autres.

Tous sont des professionnels avec une expérience et une expertise dans le domaine de la santé mentale. Ils sont travailleurs sociaux, psychologues, infirmiers, éducateurs, aides- soignants, assistants de direction, professionnels administratifs, etc. Ce panel des professionnels inscrits pour devenir tuteurs justifie, à lui seul, de centrer la formation sur l'apprenant et ses représentations mentales et de poser le choix de modalités socio-constructivistes pour animer ces trois jours : la construction d'un savoir, bien que personnelle, s'effectue dans un cadre social et les informations sont en lien avec ce milieu et son contexte. Nous choisissons donc de mobiliser ces connaissances chez les tuteurs présents dans les formations, en les mettant en activité sur la recherche de sens (Develay, 2012) de ce que tutorer veut dire dans leur parcours personnel et professionnel du moment et dans la représentation qu'ils ont de ce processus. Il leur a été demandé de venir à la formation avec leur lettre de candidature au projet. Cette dernière est un point de départ pour ce travail réflexif.

Tant dans le groupe francophone qu'anglophone, les participants s'étonnent de ne pas ingurgiter nombre d'éléments théoriques pour commencer cette première étape de la formation. Nous choisissons, en effet, de les mettre en mouvement, voire en déséquilibre, dès le premier jour en leur posant la question : *« Si vous deviez dire en 5 mots-clés votre fonction de tuteur, quels seraient-ils ? ».* Dans ce mode « inversé » (Dumont et Berthiaume, 2016) de l'approche du contenu, nous obtenons une variété de réponses qui cependant, dans leur mise en commun, convergent et touchent aux attributs des concepts de tutorat et aussi de compagnonnage. Cette première activité a bien mis en évidence l'ambiguïté dont les commanditaires avaient l'intuition.

Ces professionnels de la santé mentale, majoritairement nouveaux dans le projet TuTo+ et différents des tuteurs « spontanés » du précédent projet TuTo nous démontrent, dans cet exercice d'émergence, que la conceptualisation différenciée du rôle de tuteur, la place auprès de l'apprenant et le statut au sein du collectif est encore confuse et confondante pour eux.

Les mots-clés, cités de manière récurrente, sont issus de leurs représentations personnelles du tutorat, de la place qu'ils lui voient ou pressentent, dans les activités d'accompagnement des « novices », de ce qu'ils auraient aimé vivre dans *l'aura* d'un aîné, les guidant dans leur profession. Ces mots utilisés pour circonscrire le tutorat sont plus proches, en ce début de formation, du « *cum panis* » de celui avec qui on partage le pain et du « *concomitant* », qui est le compagnon de route (Paul, 2004) signant plus un compagnonnage, que du tutorat.

Au fur et à mesure de l'exercice, le conflit socio-cognitif se développe au travers des interactions sociales de ces tuteurs en devenir et dans la zone proximale de développement de chacun. Même s'ils ne se connaissent pas tous, les participants se lient facilement entre eux, grâce au domaine commun dans lequel ils professent. Ils interagissent dans le respect de leurs différences voire même, ces dernières participent au déséquilibre bien utile dans l'approche socio-constructiviste que nous souhaitons instaurer.

Les échanges et les discussions vont bon train, dans le décours de cette première journée. Ils nous donnent à voir dans les deux publics concernés (francophone et anglophone), comme une éclosion spontanée, un amorçage de la différenciation entre les concepts de tutorat et de compagnonnage et l'appropriation implicite de cette nouvelle conceptualisation, dans les mots choisis pour décrire ou expliquer leurs points de vue. Pour permettre ce travail d'élaboration, le rôle des encadrants pédagogiques est important. Ils notent, au tableau, les éléments clés émergeant des échanges et sur lesquels ils pourront ancrer la théorisation après-coup. Ils opèrent des régulations cognitives en retour des commentaires des tuteurs, ils impulsent des contenus connexes pour amplifier les facilités d'appropriation des nouveaux concepts. Ils provoquent une « conversation des auteurs » pour permettre l'étayage des tuteurs sur les points saillants ou convergents qui ressortent du conflit socio-cognitif.

Si le fil est ténu entre les déclinaisons de ces concepts complémentaires et non antagonistes, les tuteurs démontrent une compréhension de l'*ingénium* d'accompagnement décrit par Paul (Paul, 2004) et qui mobilise la capacité « à lier », et le processus d'étayage (Wood et al., 1976) du stagiaire. Dans un souci d'appropriation de cela, les encadrants de la formation tablent sur l'isomorphisme possible dans la fonction de l'animateur (Houssaye, 1992) pour voir poindre des accompagnements et un tutorat intégrant ce processus d'étayage.

De plus, comme le décrit très bien Yvon (Yvon et Zinchenko, 2011), « Les professionnels utilisent des concepts pragmatiques, un vocabulaire, des mots de métiers qui circulent pour désigner une réalité, un moment du processus productif qui pose problème. [...] le mot n'est pas facile à transmettre : il faut le vivre, faire l'expérience de cette réalité pour comprendre ce que le mot désigne. [...] Cela donne une dimension sociale et pragmatique aux concepts. [...], les chercheurs de ce courant considèrent qu'un concept pragmatique est un concept-en-acte, composante d'un schème qui organise l'activité. La pensée d'un professionnel est donc conceptuelle dans sa nature et le rôle du didacticien est de faire passer ces concepts en puissance à des concepts déclarés, autrement dit à donner une formalisation scientifique à ces concepts. ». C'est bien en ce sens que les encadrants travaillent durant cette première formation. Ils mobilisent, chez les tuteurs, les connaissances émanant de leurs pratiques professionnelles en leur demandant d'éclairer les étapes par lesquelles ils passent ou pensent devoir passer pour mettre le stagiaire en « réflexion » et au travail. Ensuite, ils formalisent ces conceptualisations pragmatiques des tuteurs en conceptualisations scientifiques.

Cette recherche de sens et de posture de tutorat est mobilisée au travers de la deuxième journée de formation durant laquelle, les tuteurs vont collaborer pour coconstruire les éléments théoriques et conceptualiser des outils aidant au tutorat. La position de l'encadrant est discrète durant ce processus d'élaboration, elle deviendra plus assertive à la fin des préparations des tuteurs, afin de baliser d'éléments théoriques, leurs différents travaux collaboratifs.

Les tuteurs formalisent ce qu'ils ont appris lors de la première journée, en fédérant leurs acquis en sous-groupes de cinq, d'origine institutionnelle ou nationale différente. Les groupes sont formés par l'encadrant qui veille à cette multiplicité culturelle des tuteurs. Il leur est demandé d'appliquer la méthode de questionnement QQOQCP[3] pour décrire les profils et rôles du tuteur dans le projet TuTo+. Un tuteur est le *coordinateur et organisateur* de son groupe. Les quatre autres se partagent les missions de *rédacteur de la synthèse* de leur conceptualisation du tutorat, de *réalisateur du diaporama* permettant de présenter leur synthèse aux autres groupes en plénière, de *réalisateur d'une affiche* permettant la visualisation de cette synthèse et *de présentateur* pour le retour en plénière. Les tuteurs ont été

[3] Méthode Qui, Quoi, Où, Quand, Comment, Pourquoi.

invités, préalablement à la formation, à venir avec leur ordinateur ou leur tablette. Nous manquerons d'ordinateurs et prêterons les nôtres pour que le travail puisse se faire. Les tuteurs sont informés que ces productions iront sur la plateforme d'échanges entre les tuteurs européens et pourront servir aux autres et aussi à d'éventuelles disséminations. De retour en séance plénière, nous pouvons poser les constats que les concepts pragmatiques qui avaient émergé en début de formation ont déjà évolué en une formalisation de concepts plus « réalistes » voire scientifiques (Yvon et Zinchenko, 2011).

La distinction entre tutorat et compagnonnage (Menaut, 2013 ; Baudrit, 2011) apparaît dans les diapos et affiches de présentation, la posture d'accompagnement (Paul, 2004) se décline au regard des critères qui la conceptualisent.

D'autres constats apparaissent dans cette deuxième journée, de façon éparse et sous-jacente à la formation : développer sa posture de tuteur requière de posséder certaines « soft skills » voire leur appropriation au fur et à mesure de la formation.

Les tuteurs participant à cette formation expriment qu'au-delà des compétences attendues *d'apprendre à former* et *apprendre à transférer*, ils se découvrent des compétences plus implicites : telles la découverte de la plus-value d'une collaboration avec les autres disciplines dans une même formation, l'appropriation de comportements découlant des contingences d'une intelligence collective, l'apprentissage des modalités et ressources communicationnelles plus professionnelles entre collaborateurs, voire même, la mobilisation de valeurs d'équité permettant une démocratie et une participation égalitaire dans les échanges entre apprenants de formations différentes et ne se connaissant que depuis quelques heures.

Cet espace laissé au tiers nous satisfait. Elle démontre une capacité « de pas de deux », indispensable à la démarche émancipatrice de Kolb, puisque selon Gorz (Broussal, 2019) « Personne n'émancipe autrui, personne ne s'émancipe seul ». Certains, même, exprimeront qu'ils se sont étonnés dans l'adaptabilité et la flexibilité dont ils ont fait preuve dans le travail d'équipe motivé du deuxième jour de formation. La place donnée à la pensée critique et la créativité les a tout autant touchés (Alaerts, 2019).

Que ce soit en Belgique en mars 2019 ou en Roumanie en juin 2019, l'architecture des bâtiments, appropriée à des travaux de sous-groupes, groupes puis retour en séance plénière, a favorisé très probablement l'évolution des apprentissages et des comportements des participants (Moldovan, 2015).

Il nous apparaît que certains participants dans le groupe se trouvent freinés par les modalités et supports conseillés pour fournir ce travail collaboratif, plus que par les contenus « intellectuels » à véhiculer. La connaissance des outils de bureautique est un obstacle auquel nous n'avions pas pensé.

La dernière journée de ces trois jours de formation vise à ancrer la théorisation des concepts et outils présentés dans cette première formation, et à mobiliser la compétence *apprendre à former* et *apprendre à transférer*. Pour ce faire, chaque tuteur lit une partie des documents fournis par les encadrants, coache les autres participants à partir de ces contenus et soutient la compréhension et l'étayage qu'ils en démontrent en retour. Les livrets théoriques et les outils sont distribués à chaque tuteur et leur version numérique est déposée sur la plateforme avec les synthèses, diaporamas et affiches, produits dans la formation.

La première formation se clôture sur des échanges spontanés ; échanges de satisfaction de ce temps passé ensemble dans la réflexion et la construction de son rôle de tuteur et échanges de la crainte « de ne pas être à la hauteur » d'une mission qui demande de bouger, changer, transformer, accueillir de nouvelles modalités professionnelles.

3. Discussion

S'engager dans une formation de tutorat n'est pas une démarche anodine. Cela signe d'une envie de transformation ou de variante dans ses perspectives de travail et dans le regard posé sur les soins aux usagers, dans la « coloration et tessiture » données à sa posture professionnelle (Langenfeld et al., 2019). Cela demande aussi de s'engager par rapport aux autres, collègues, usagers et citoyens. Cet engagement dans la durée et la tâche est énergivore. Cela requière du leadership, car les partenaires professionnels ne sont pas nécessairement dans la même dynamique d'évolution ou paradigme de transformation (Lecocq et al., 2017), que le tuteur.

Ce rôle de tuteur nécessite de savoir articuler un processus réflexif et évolutif pour accompagner le stagiaire ou le jeune tuteur dans sa démarche d'appropriation de nouvelles connaissances, pour produire de possibles adaptations dans la dispensation de soins et de services dans le domaine de la santé mentale. Il réclame aussi de pouvoir faire un travail d'élaboration et de productions intellectuelles retraçant le processus de tutorat mis en place dans les apprentissages expérientiels afin de rendre lisible le sens de la démarche et de disséminer et toucher le plus de partenaires possibles.

A la fin de la première phase de formation, les propos échangés en brainstorming démontrent une inquiétude dans le chef des tuteurs plus jeunes ou peu habitués à transférer, de manière structurée et élaborée, leurs connaissances. Il leur apparaît qu'ils étaient venus pour appréhender un compagnonnage et non un tutorat. Ce dernier mobilise d'autres aptitudes « pédagogiques ».

Certains disent clairement la crainte qu'ils ressentent de ne pas être à la hauteur de guider, baliser, coacher, étayer (Vanpee et al., 2010). Ils questionnent la possibilité d'être stagiaire plutôt que tuteur dans le projet, car cette place leur semble plus confortable.

Cela pose plusieurs questions dont celles de la manière dont les recrutements ont été pensés et élaborés, de la concordance entre les finalités explicites, mais aussi implicites du projet, du choix des tuteurs de s'engager et aussi de la disponibilité psychique et intellectuelle démontrée par le tuteur pour déstabiliser sa position professionnelle en laissant de la place à cette fonction complémentaire dans le cadre de son travail. Enfin la visibilité et les aménagements institutionnels mis en oeuvre pour la faisabilité et la pérennité de cette fonction additionnelle, pour ces professionnels de la santé mentale, est soulevée.

Ce qui nous motive à progresser dans cette formation et de proposer l'outil de démarche émancipatrice selon le modèle de Kolb (1984) dans une seconde phase de la formation comme prévu dans le projet : c'est la demande des tuteurs de pouvoir continuer à se former, tous ensemble, même s'ils ne peuvent nous assurer qu'ils trouveront facilement un stagiaire ou un tuteur novice. Ils sont unanimes pour dire qu'ils ont aimé les « soft skills » développées durant cette formation dont le changement de regard sur les autres et sur leur appréhension du travail de collaboration entre pairs « multiples et autres ». Ils sont déstabilisés et cela est bien car c'est un premier temps incontournable pour l'apprentissage expérientiel selon le modèle de Kolb, dans la 2ème phase de la formation du projet TuTo+.

Conclusion

Nous avons fait les constats de « manquements » dans le projet TuTo et avons perçu l'intuition d'une ambiguïté dans les pratiques et dans la conception des différents rôles possibles chez les tuteurs et les compagnons. Nous avons identifié un besoin de formation. Le programme de formation TuTo+ a mis en exergue d'autres compétences nécessaires dont certaines « soft skills » telles la collaboration entre inter-disciplines, la mobilisation d'une intelligence collective, la négociation et l'application d'une démocratie et d'un esprit critique dans les échanges avec des pairs, inconnus quelques heures auparavant.

Nous relevons le nécessaire « background » et le savoir-faire des encadrants de pouvoir répondre à l'objectif initial et de s'adapter à ce qui émerge au fur et à mesure de la formation, mais aussi d'en penser l'intégration en une formation complémentaire. Cela requière une capacité de traiter des demandes de niveaux différents et permet d'atteindre plus que la demande initiale.

Références

Alaerts, A. (2019), The known and unknown part about knowledge and skills obtained from a training.

Baudrit, A. (2011). *Mentorat et tutorat dans la formation des enseignants.* De Boeck Supérieur, Pédagogies en développement.

Benner, P. (1982). From novice to expert. *American Journal of Nursing,* 82, 3, 402-407.

Berthiaume, D. et Daele, A. (2010). *Evaluer les apprentissages des étudiant.e.s à l'aide du portfolio.* Centre de soutien de l'enseignement de l'Université de Lausanne.

Bourgeois, E. et Nizet, J. (2005). *Apprentissage et formation des adultes.* Presses Universitaires de France, Éducation et Formation.

Broussal, D. (2019). *Émancipation et formation : une alliance en question.* Dans Broussal, D et al. (2019). L'Harmattan, Savoirs (pp. 13-58).

Carré, P. (2015). De l'apprentissage à la formation. Pour une nouvelle psychopédagogie des adultes. Revue française de pédagogie, n°190, 29-40.

Develay, M., (2012). *Donner du sens à l'école.* ESF (7ème édition), Pratiques & enjeux pédagogiques.

Dreyfus, S. (2004). *The five-stage model of adult skill acquisition.* Bulletin of sciences, Technology & Society, 24, 177-181.

Dumont, A. et Berthiaume, D. (2016). *La pédagogie inversée. Enseigner autrement dans le supérieur par la classe inversée.* De Boeck Supérieur, Pédagogies en développement.

Fond-Harmant, L., Deloyer, J., (Dir.) (2017). *Training, tutoring and research in mental health: an Innovative Tutoring Project in Europe*, Éditions L'Harmattan, Collection Logiques Sociales.

Houssaye, J. (1992). *Le triangle pédagogique.* Peter Lang, Editions scientifiques européennes.

Jonnaert, P. (2009). *Compétences et socioconstructivisme. Un cadre théorique.* De Boeck Supérieur, Perspectives en éducation et formation.

Kolb, D.A. (1984). Experiential learning. Experience as the source of learning and development. (2ème édition). Pearson Education US.

Lamaurelle, J-L., Gervais, T. et Lapeyrère, H. (2016). *L'accompagnement professionnel des jeunes enseignants.* Hachette Education, Profession enseignant.

Langenfeld Serranelli, S. et Merkling, J. (2019). *Fiches de soins infirmiers en psychiatrie.* Elsevier Masson.

Lecocq, D., Lefebvre, H., Bachelet, L., Berrabah, O., Dyikpanu, D., Martin, D., Siddu, D., Mengal, Y. et Pirson, M. (2017). Panorama des modèles de soins infirmiers utilisés par les chefs de département infirmier dans les hôpitaux belges francophones et bilingues. *Recherche en soins infirmiers*, n°129, 2, 27-51.

Lecoq, J. (2018). *Évaluer les compétences avec un portfolio.* Presses universitaires de Louvain, Les cahiers du Louvain Learning Lab.

Menaut, H. (2013). *Tutorat et formations paramédicales. Penser l'accompagnement tutoral.* De Boeck Supérieur, Perspectives en éducation & formation.

Moldovan, L. (2016). Training Outcome Evaluation Model. 9th International Conference Interdisciplinarity in Engineering, INTER-ENG 2015, 8-9 October 2015, Tirgu Mures, Romania. *Procedia Technology*, 22, 1184 – 1190.

Paul, M. (2004). L'accompagnement : une posture professionnelle spécifique. L'Harmattan, Savoir et Formation.

Paul, M (2010). L'accompagnement : un enjeu sociopolitique pour les territoires et les politiques éducatives ? Cahiers de l'action, n°30, 4, 25-33.

Paul, M. (2016). *La démarche d'accompagnement. Repères méthodologiques et ressources théoriques.* (2ème édition). De Boeck Supérieur, Perspectives en éducation & formation.

Raucent, B., Verzat, C., Villeneuve, L. (2010). Accompagner les étudiants - Quels rôles pour l'enseignant ? Quels dispositifs ? Quelles mises en œuvre ? De Boeck Supérieur, Pédagogies en développement.

Saint-Jean, M., Lafranchise, N., Lepage, C., et Lafortune, L. (2017). *Regards croisés sur la rétroaction et le débriefing. Accompagner, former et professionnaliser.* Presses de l'Université du Québec, Communication.

Vanpee, D., Frenay, M., Godin, V. et Bédart, D. (2010). Ce que la perspective de l'apprentissage et de l'enseignement contextualisés authentiques peut apporter pour optimaliser la qualité pédagogique des stages d'externat . Pédagogie médicale, vol 10, 4, 253-266.

Wood, D., Bruner, J. S., et Ross, G. (2006). *The role of tutoring in problem solving.* Journal of child psychology and psychiatry, 17, 2, 89-100.

Yvon, F. et Zinchenko, Y.. (2012). Vygotsky, une théorie du développement et de l'éducation. Recueil de textes et commentaires. Université d'État de Moscou

.

Chapitre 4

Marie-Clotilde Lebas
Marie-Victoire Delsupexhe
Cécile Thioux
Anne Piret

Co-construction d'un tutorat dans « un pas de deux » : la démarche émancipatrice de David Kolb

« [...] se hace camino al andar.
Al andar se hace camino [...] »
(Le chemin se construit en marchant)
Antonio Machado 1875-1939

Introduction

Être tuteur de stagiaires et de tuteurs novices, est le challenge que se sont lancés des professionnels européens de la santé mentale et de la psychiatrie en participant au projet VETmh TuTo+.

Ces professionnels ont suivi la première des trois phases de la formation au tutorat en mars 2019 pour dix-sept d'entre eux[1], et en juin 2019 pour les vingt-quatre autres[2]. Cette première phase de formation visait la mobilisation des concepts et des cadres théoriques qui permettent la différenciation entre tutorat et compagnonnage, l'initiation de la posture d'accompagnement et le balisage du compagnonnage cognitif, comme cela a été relaté dans le chapitre précédent.

---

[1] Belgique, Grèce et France, cfr Chapitre 3.
[2] Espagne, Grèce et Roumanie, cfr Chapitre 3.

De manière unanime, ces professionnels qui venaient chercher des pistes pour mieux comprendre la place et le rôle de tuteur dans le processus d'accompagnement de collègues novices, disent leur satisfaction en divers points acquis dans cette première phase de la formation. Ils disent également leur étonnement et leur déstabilisation quant au choix du processus d'apprentissage de la formation. Cette dernière construit des compétences au départ des émergences expérientielles et les savoirs pragmatiques (Yvon et Zinchenko, 2011) plutôt qu'en application d'une théorisation académique et d'un apprentissage institué.

Ce qui est en jeu est plus qu'une formation au tutorat de professionnels de la santé mentale et de la psychiatrie ; c'est une ouverture à une culture et une pensée différentes, divergentes permettant une offre de qualité dans les soins proposés aux usagers.

Ce modèle d'apprentissage est donc une invitation à « un pas de deux », qui permet l'émancipation, l'autonomisation, l'empowerment nécessaires à toute évolution dans une formation de praticien réflexif. Si, comme le dit Gorz (2019) : « Personne n'émancipe autrui, personne ne s'émancipe seul », alors les tuteurs doivent compter les uns sur les autres pour coconstruire leur posture réflexive.

Cette acception de la formation vise à ouvrir un questionnement chez les tuteurs et leur demande de s'engager pleinement dans le projet. Cet engagement est conjoint à un éthos professionnel (Jorro, 2014) qui requière une posture éthique permettant de rendre visible ce que Jorro qualifie d' « épaisseur de l'activité » et « âme d'une pratique » pour promouvoir une identité professionnelle et les valeurs des métiers de la santé mentale.

Deux contraintes sont rencontrées dans ce processus en cours : tout d'abord, les pédagogues encadrants sont loin des recettes et des boites à outils toutes faites. C'est un choix qu'ils posent. Comme le relève Demont (2016, in Broussal, 2019), dans les professions d'aide et de soutien à autrui, la formation devrait toujours être un moment d'émancipation qui permet au professionnel « de dépasser les « prêts-à-agir » et les « prêt-à-penser ». Ce professionnel doit apprendre à se servir par lui-même de son entendement pour analyser les circonstances qu'il rencontre et y apporter les réponses les mieux adaptées « en situation ». Les apprentissages expérientiels selon le modèle de la démarche émancipatrice de Kolb (1984) soutiennent cette orientation. Ils permettent de grandir de sa propre expérience, mais aussi de celle des autres dans une posture réflexive. Nous constatons que cette *posture professionnelle* dans le tutorat désamorce l'engagement de plusieurs tuteurs. Ces derniers évoquent la crainte d'une fonction de leadership pour laquelle ils sont peu enclins ou prêts, l'exigence d'une disponibilité psychique et intellectuelle qu'elle nécessite et aussi l'adéquation du cadre institutionnel dont ils doutent pour mettre cela en œuvre.

Ensuite la crise sanitaire liée à la pandémie de la covid-19 vient entraver toute mobilité des stagiaires et des tuteurs. Cela engage les encadrants pédagogiques à réaliser des adaptations dans les modalités de la formation. C'est la deuxième difficulté que le projet rencontre et celle-ci n'est pas des moindres : elle modifie la temporalité, les exigences et les contenus attendus.

Les encadrants pédagogiques, en accord avec la cellule de pilotage du projet, vont apporter les adaptations nécessaires pour la pérennité et la stabilité de ce dernier dans la rencontre avec les objectifs initiaux.

Les adaptations porteront sur plusieurs points d'entraves évidents :

1. Le cadre conceptuel de la formation requière, de la part des tuteurs, de penser, de réfléchir et d'agir leur posture d'accompagnant au regard des contenus théoriques et conceptuels de la première phase de la formation. Cela demande qu'ils s'engagent à penser leur propre posture de tuteur pour rendre visible « l'épaisseur de leur activité » et « l'âme de leur pratique » dans un ethos professionnel (Jorro, 2014) et cadre institutionnel respectif. Cela nécessite de construire son propre chemin en autonomie et en congruence avec soi et les finalités du projet. Cela inscrit le professionnel dans la

transformation de ses activités professionnelles et aussi dans un mouvement de changement du regard qu'il pose sur l'évolution de la culture et des soins dans la santé mentale et la psychiatrie en Europe. Ce challenge est impliquant et énergivore pour des professionnels à temps plein dans leur poste de travail.

2. Aucune mobilité n'est possible dans le contexte de la crise sanitaire dans lequel l'Europe se trouve. Les formations doivent se penser en distanciel, avec des contenus revisités : il n'y a pas de stagiaires avec lesquels initier le carnet de route et le portfolio et faire « *ce pas de deux* » à partir des apprentissages expérientiels dans la démarche émancipatrice de Kolb (1984).

Dans ce contexte il est impossible d'envisager un retour possible sur les apprentissages expérientiels et par conséquence, sur les disséminations d'un pair, au sein de son équipe et de son institution.

3. Les productions intellectuelles des tuteurs et des stagiaires, pour la certification du parcours de formation dans le projet TuTo+, sont également impactées par cette problématique. Elles doivent être repensées dans la continuité des adaptations des phases de formation et du projet.

« Le chemin se construit en marchant » (Machado, 1875-1939), va être notre devise tout au long des adaptations apportées au projet TuTo+ pour dépasser tout type de difficultés.

1. Méthode

Dans la phase une de la formation, en mars et juin 2019, les encadrants pédagogiques ont fait le choix d'initier les tuteurs à la posture de praticien réflexif (Schön, 1994). A l'évidence la posture d'accompagnement telle que Paul (2006, 2012, 2020) l'envisage nous semblait la plus adéquate pour que les stagiaires construisent et découvrent leur propre cheminement. Ces postures chez l'encadrant sont : posture éthique, posture de non-savoir, posture de dialogue, posture d'écoute et posture émancipatrice.

Dans la deuxième phase de la formation, penser le tutorat en terme d'affranchissement, d'autonomisation, d'empowerment et d'émancipation demande, tout en restant fidèle à la conceptualisation de Paul (2006, 2012, 2020), de réfléchir la posture de praticien réflexif dans les apprentissages expérientiels selon le modèle de démarche émancipatrice de Kolb (1984). En effet, si « Toutes les approches d'accompagnement visent à recréer un environnement relationnel qui soit une opportunité, pour l'un comme pour l'autre, de [grandir en humanité] en se distanciant des jeux qui nous aliènent aux uns et aux autres (...) ; et si on se met à deux [dans une posture émancipatrice], ce n'est pas parce que l'un serait incapable mais parce que personne ne peut apprendre seul ni grandir seul ni se construire seul. C'est toujours un travail en interaction avec les autres » (Paul, 2012). La posture d'accompagnement telle que décrite par Paul est donc tout à fait adéquate pour l'accompagnement attendu dans le processus initié par Kolb dans les domaines de la santé mentale et de la psychiatrie.

Les encadrants pédagogiques réfléchissent la formation en miroir aux variations de postures préconisées par Runtz-Christian (2017) et Colognesi et al., (2019) pour inciter le tuteur à initier le stagiaire à adopter une démarche réflexive et émancipatrice.

Figure 1. L'apprentissage expérientiel (Kolb, 1984)

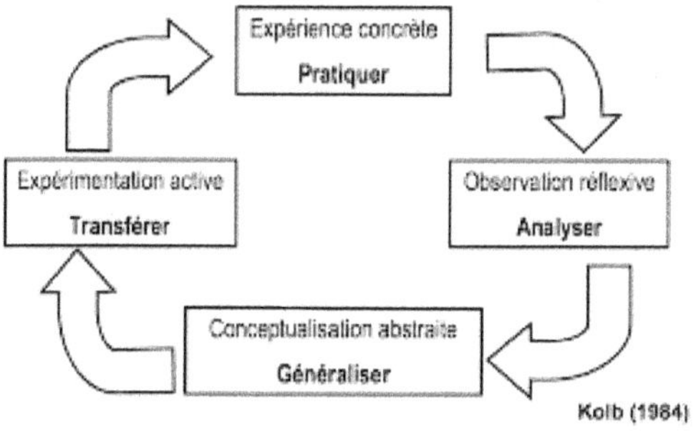

L'apprentissage expérientiel suppose une double relation du savoir par rapport à l'expérience (Kolb, 1984) ; le savoir tire son origine des expériences vécues mais aussi, il se valide au travers des nouvelles expériences que la personne vit. Kolb et al. (1984, 1985) énumèrent le processus d'apprentissage expérientiel, les modes d'adaptation au réel, les styles d'apprentissage et les habiletés requises comme éléments organisateurs.

L'apprentissage expérientiel (figure 1) se séquence donc en 4 phases (Kolb, 1984 ; Charbonneau et Chevrier, 1990) : *une phase d'expérience personnelle concrète* vécue par la personne, *une phase d'observation réfléchie* afin de donner du sens à l'expérience vécue et d'apporter le matériel à penser pour élaborer l'un et/ou l'autre concepts permettant une généralisation à plus de situations, ce qui ouvre vers *une phase de conceptualisation abstraite. Une phase d'expérimentation active* dans laquelle des implications pratiques et/ou des hypothèses peuvent être déduites et utilisées pour vivre de nouvelles expériences professionnelles. A chacune de ces phases correspond un mode d'adaptation[3] au réel. Ce processus est appelé « cycle de Kolb » car il est séquentiel et intégré. Chaque phase du processus d'apprentissage et par conséquent, chaque mode d'adaptation suppose un mode de fonctionnement cognitif distinct, une manière d'être et une façon d'agir propre qui permet d'entrer en relation avec un objet d'apprentissage, dans un lieu et en un moment donnés.

Le modèle d'apprentissage expérientiel de Kolb et les modes de fonctionnement qui en découlent étant de ceux les plus appropriés à l'andragogie, les encadrants pédagogiques ont donc porté leur choix sur ce dernier. La réalisation d'un apprentissage expérientiel et la gestion qui y est concomitante nécessitent la

[3] « concret », « réflexif », « abstrait » et « actif ».

mise en œuvre de cinq modes de fonctionnement cognitif : exploratoire, réfléchi, abstractif, vérificatoire et gestionnel. Ce qui est visé dans ce développement, c'est la transférabilité de la méthode chez d'autres professionnels voulant (s')initier au tutorat, en psychiatrie et santé mentale.

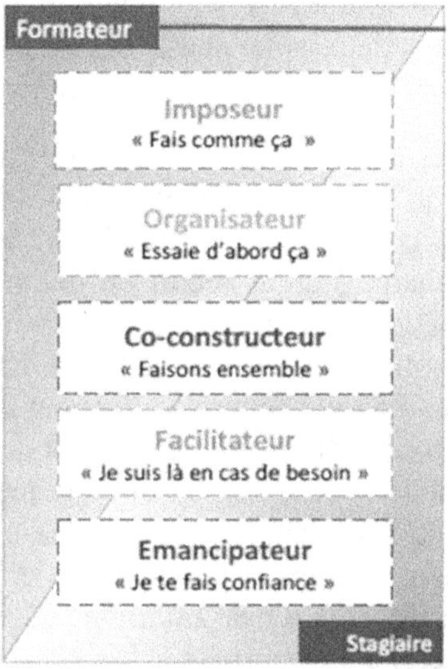

Figure 2. Les 5 variations de postures dans l'accompagnement de stagiaires (Colognesi et al., 2019)

Colognesi et al. (2019) citent cinq variations de postures dans l'accompagnement de stagiaires : imposeur, organisateur, coconstructeur, facilitateur et émancipateur (figure 2). Le tuteur « alterne donc entre soutien et défis, permettant ainsi au stagiaire d'oser l'interpeller afin d'engager une discussion » (Runtz-Christian, 2020). Nous reviendrons également sur l'apport de cette approche et de son interrelation avec le modèle d'apprentissage de Kolb, dans la partie résultats de ce chapitre.

Dans le décours de la deuxième phase de la formation, en octobre 2020, les encadrants pédagogiques attendent des tuteurs qu'ils aient rencontré le stagiaire et qu'ils reviennent avec les expériences difficiles et positives ressenties, éprouvées, rédigées et questionnées dans leur carnet de route du tuteur, à la suite des retours du premier stage de ce dernier. A-t-il été ponctuel dans les réponses aux échéances et demandes du tuteur ? A-t-il posé les démarches attendues dans les prises de contact avec l'accueillant ? A-t-il suivi les étapes d'apprentissages requises dans le stage ? Est-il revenu satisfait, interpellé ou déstabilisé de ce premier stage européen ? En expérimentant eux-mêmes le cycle de Kolb pour grandir de ses débuts d'apprenti tuteur, les participants à cette deuxième phase de formation peuvent en saisir les nuances, les apports et les effets constructifs ressentis.

Les modalités d'expérimentation de cette démarche émancipatrice selon le modèle de Kolb (1984, 1985) sont reprises dans l'intitulé « boite à outils théoriques et boite à outils pratiques » que chaque tuteur reçoit en début de la deuxième phase de la formation. L'objectif des encadrants pédagogiques est de les guider pour qu'ils entrent dans le processus en relatant une expérience personnelle concrète qu'ils ont vécue et éprouvée dans leur rôle de tuteur. Ils en font chacun la narration, dans une description factuelle, concrète, chronologique et étoffée des sentiments et émotions traversés durant celle-ci. A tour de rôle, les autres expriment une observation réfléchie, faisant bouger le narrateur dans sa lecture de la situation, au décours de leurs questions de recherche de compréhension. Chacun nourrit l'autre de sa grille de lecture de la situation et de la conceptualisation abstraite qu'il en fait. Le narrateur se prédispose ainsi à implémenter de nouveau cette expérimentation active dans les expériences à venir avec un stagiaire.

Ces modalités de formation se voient hélas entravées car, fin septembre 2020, et dans la foulée des mois de crise sanitaire qui ont précédé, aucun tuteur n'a eu l'occasion d'accompagner un stagiaire.

2. Résultats

Les livrets théoriques et pratiques de la boite à outils de la deuxième phase de la formation sont prêts en août 2020. Les encadrants pédagogiques rédigent le contenu des livrets en deux versions possibles :

- Soit les tuteurs ont eu un stagiaire après la première vague de la covid-19 et donc les étapes de la formation continuent normalement ;
- Soit les tuteurs n'ont pu motiver un stagiaire à la mobilité dans le contexte sanitaire actuel et donc les outils pour une posture réflexive et émancipatrice vont se travailler entre pairs, tuteurs, à partir d'une situation professionnelle personnellement vécue.

Dans le contexte de cette année 2020, c'est la deuxième proposition qui est retenue. La cellule de pilotage du projet et les encadrants pédagogiques se voient dans l'obligation d'adapter certains contenus et certaines modalités de la formation : les rencontres d'octobre 2020 vont avoir lieu sans l'expérience avec des stagiaires et de surcroît, en distanciel.

Dans le cadre de ces adaptations liées à la crise sanitaire de 2020, la direction de la Haute École de la Province de Namur dégage des ressources humaines supplémentaires pour le projet TuTo+. L'équipe de départ est composée du conseil pédagogique de la HEPN et d'un professeur spécialisé en santé mentale et psychiatrie. Viennent s'adjoindre un professeur conseiller en technologies de l'information et de la communication pour l'enseignement (TICE) et le webmaster de la HEPN.

La mission de départ du projet TuTo+ s'adapte au contexte en respectant les finalités premières développées dans la première phase des formations. Des modules complémentaires de la boite à outils du tutorat sont créés. L'enseignement des contenus auprès des partenaires européens participant à ce projet, et le soutien aux échanges inter-partenaires du projet sur la plateforme, sont maintenus. Quelques objectifs contextualisés viennent s'ajouter.

En octobre 2020, il y a cinq participants à la session francophone et douze à la session anglophone. Ces deux sessions de la phase deux de la formation s'organisent en distanciel avec comme objectif complémentaire de réduire au maximum toute fracture numérique éventuelle : elle entraverait les échanges interpersonnels entre les participants et les formateurs. C'est la raison de la présence du professeur conseiller en TICE en début de formation. Il reste une ressource disponible à tout moment.

Il y a un participant espagnol, une participante grecque, deux participants belges francophones et une participante française qui est en binôme, avec la formatrice, pour la session en français. Pour la session anglophone, il y a six participants roumains, trois participantes grecques, deux participants espagnols et une participante française. La cellule de pilotage a également demandé à notre conseillère linguistique d'être présente dans cette session, afin de faciliter la compréhension de l'anglais dans les échanges virtuels.

Les autres participants inscrits sont absents pour raisons de santé, quarantaine ou fracture numérique avérée. Certains ne possèdent pas le matériel numérique nécessaire pour suivre cette formation à domicile. Les encadrants pédagogiques l'apprennent dans les jours qui s'égrènent, avant la date de la formation. Certains participants ont quitté le projet pour les raisons d'érosion de l'engagement évoquées précédemment, ou parce qu'ils ont changé d'emploi.

Après réflexion, la cellule de pilotage du projet et les encadrants pédagogiques ont opté pour une classe virtuelle BigBlueButton (système de réunion virtuel développé en OpenSource)[4] intégré à la plateforme de la HEPN. Cette classe virtuelle offre plusieurs modalités d'interaction (discussion publique, notes partagées, partage d'écran, tableau blanc virtuel partagé, etc.) et permet de travailler en sous-groupes. Elle est relativement intuitive pour les participants et de plus, parfaitement maîtrisée par la formatrice principale. Avec l'accord des directions, le webmaster crée cette salle de classe virtuelle avec un accès limité à la période des 2 formations d'octobre 2020.

---

[4] BigBlueButton est un système de visioconférence développé pour la formation à distance. Il permet le partage de la voix et de l'image vidéo, de présentations avec ou sans tableau blanc, l'utilisation d'outils de clavardage publics et privés, le partage d'écran, la voix sur IP, des sondages en ligne, ainsi que l'utilisation de documents bureautiques.

Les jours qui précèdent la deuxième phase de la formation, le professeur conseiller en TICE envoie des tutoriels d'utilisation de la classe virtuelle, l'accès aux répertoires contenant les livrets de la boite à outils et un lien d'accès direct à tous les participants francophones et anglophones. Il est également présent à l'ouverture de la classe, le premier jour.

Dans le groupe francophone, bien que cette phase de la formation soit en distanciel, nous observons peu ou prou d'inconvénients majeurs. Seule une participante rencontre quelques difficultés avec la qualité de sa connexion internet. Avec quelques petites adaptations (éteindre sa caméra pour économiser la bande passante, se filmer et envoyer la vidéo de la narration de la situation qui interpellante utilisée pour travailler la démarche de Kolb) tout se déroule correctement. Nous favorisons le son à l'image, en ce qui la concerne.

Lors de la deuxième phase de la formation anglophone, les évènements délétères s'enchaînent et après concertation avec la cellule de pilotage et les participants, fin de la première matinée, il est décidé de reporter la deuxième phase de la formation de manière concomitante à la troisième phase. Malgré toute l'aide du professeur conseiller en TICE et les adaptations qu'il propose, trop de participants sont en fracture numérique pour pouvoir travailler les contenus de la formation.

Les résultats décrits dans ce chapitre vont donc s'appuyer sur la deuxième phase de la formation francophone, uniquement. La deuxième phase de la formation anglophone étant prévue synchrone avec la phase trois en août 2021, en distanciel.

Le jour un de la deuxième phase de la formation se veut réflexif.

L'initiative, la stratégie, la coopération requièrent plus qu'une « écoute compréhensive et une restitution de ce qui a été compris » (Delvaux in Broussal, 2019). Ces actions doivent être éprouvées, expérimentées, pratiquées, incorporées. C'est pourquoi les encadrants pédagogiques placent les tuteurs participants dans une pédagogie de l'engagement dans laquelle ils peuvent développer une capacité à se remettre en question, un travail solidaire avec d'autres dans le but d'atteindre une finalité commune : faciliter une posture d'émancipation avec la conviction « que le chemin le plus court qui va de soi à soi, c'est l'autre » (Wallenhorst, Robin et Boutinet, 2016 in Broussal, 2019).

Le livret de la boite à outils pratiques invite les participants, page après page, question après question à réfléchir, se réfléchir, analyser leur posture de manière réflexive sous la guidance des encadrants pédagogiques. Ils s'expriment à tour de rôle et s'écoutent exprimer ce qui fait « l'épaisseur de leurs activités » de tuteur spontané au quotidien ; les stages annulés n'ayant pas permis d'entrer dans une dimension plus institutionnalisée de cette fonction de tuteur.

La question d'entrée en matière fait émoi, puis débat. « Qu'est-ce qui est invisible et pourtant là, dans vos activités et que je ne verrais peut-être pas de suite en vous observant travailler ? ».

En posant ces questions, les encadrants pédagogiques veulent mettre au travail la structuration identitaire et les valeurs professionnelles des tuteurs.

Les échanges sont facilités par la sous-question : « Qu'est-ce qui explique votre engagement dans cette formation [certifiante] de tuteur ? ».

Les participants à cette deuxième phase de la formation sont dotés de titres et diplômes différents, mais ils ont tous « les soins de santé » comme dénominateur commun dans leurs activités professionnelles. Le groupe est donc moins éclectique qu'à la première phase de la formation. De plus, ils ont tous quelques années de pratique thérapeutique ou sociale et connaissent les supervisions personnelles ou le travail d'introspection dans leur parcours. Ceci explique peut-être qu'ils s'impliquent et s'appliquent dans cette recherche de sens de leur statut, de leurs pratiques ; ils adhèrent à un développement personnel dans leur engagement professionnel (De Ketele in Jorro, 2013).

Ce qu'ils ont moins ou pas questionné, jusqu'alors, peut-être, c'est l'impact de leur accompagnement auprès de professionnels novices, stagiaires dans leurs institutions professionnelles respectives, parfois depuis des années. Ils accueillent des stagiaires ou assistants et probablement ils n'ont jamais explicitement réfléchi à ces questions que la formation de tuteur vient soulever : Comment faire pour permettre à tout stagiaire apprenant de s'affranchir, de se libérer de l'autorité, de s'émanciper de *l'aura* du tuteur ? Comment faire pour que chaque stagiaire grandisse de l'expérience et de la rencontre avec le tuteur en s'autonomisant, en coconstruisant les balises de cette démarche réflexive et émancipatrice pour créer ses propres connaissances professionnelles ? Comment partager ses connaissances expérientielles sans se substituer au bagage de connaissances du stagiaire et en respectant un cadre pédagogique d'apprentissage ? Comment permettre au stagiaire, dans un engagement relationnel, de tout d'abord s'identifier intensément au tuteur dans une *nécessaire loyauté* pour s'en détacher, dans une *nécessaire trahison* permettant de se former, comme Etienne Bourgeois (2005) le relève pour les formations d'adultes ? Nous sommes, en effet bien, dans ce mécanisme d'apprentissage, dans cette logique d'émancipation médiée par un tuteur. « Relever le pari de l'émancipation veut dire [...] repenser en profondeur la place du maître et celle de l'élève, ainsi que la logique de la relation pédagogique. [Aider à] s'émanciper, oui mais de quoi ? » (Caillé et al., 2016).

Une pratique éducative devient émancipatrice si elle permet, chez ses acteurs, l'émergence d'un éthos critique, c'est à dire un penchant pour la déconstruction et la critique des normes admises. « Contrer les tendances normalisatrices » et acquérir « un éthos d'autonomie » ne sont pas des dispositions que l'on peut acquérir et structurer en deçà de l'école ; le développement de cet éthos suppose une intervention extérieure (celle du maître), c'est-à-dire « un autre pouvoir exercé sur le sujet, afin de le déranger, de le décentrer vis-à-vis de ses repères habituels et de l'amener à adopter une posture nouvelle, active et réflexive, vis-à-vis de lui-même et du monde ». Voici à quelles conditions l'éducation devient émancipatrice (Caillé et al., 2016).

Aussi, ce que les encadrants pédagogiques veulent mobiliser et ont mobilisé chez ces professionnels de la santé mentale en phase d'évolution dans leur fonction, c'est la prise de conscience et « l'anticipation [...] d'un champ de l'évolution possible de leurs espaces d'activités au-delà de ce champ et au-delà de l'activité en cours » (Barbier, 2013). Cette formation, en inscrivant les participants à un développement plus large de leurs compétences participe aux recompositions contemporaines des cultures d'actions économiques et sociales, des cultures d'actions éducatives et des cultures d'action de recherches, telles que Barbier (2013) les décrit. Les formateurs observent que les participants s'approprient, pas après pas, réflexion après réflexion, des nouvelles cultures dans leur champ professionnel telles, comme le relève Barbier (2013), celle de l'autonomisation et de la responsabilité, celle de l'efficience et de la performance, celle du décloisonnement, celle de la valorisation de l'expérience, celle de l'accompagnement, avec le tutorat, le coaching, la médiation, le mentorat et le counseling. En cela, les participants questionnent les cultures d'actions économiques et sociales ainsi que celles de l'activité humaine dans différents cadres. Cette observation se vérifie au travers de ce qu'ils questionnent des cultures éducatives mobilisées au travers de « nouveaux dispositifs fondés sur l'intention de transformation de l'acte de travail en acte de formation, notamment par une réflexion anticipée et rétrospective sur l'activité et plus largement par une mise en objet par les sujets eux-mêmes de leur propre activité » (Barbier, 2013).

Déranger, décentrer, déstabiliser, ..., faire un « pas de deux »

Le jour deux et trois de la deuxième phase de la formation se réfléchissent en mode adaptatif, intégratif, séquentiel et évaluatif.

Tel Carré (2015) les encadrants pédagogiques postulent, dans cette formation andragogique du projet TuTo+, que l'apprentissage du tutorat est un phénomène individuel et social : « Un postulat aujourd'hui partagé par la recherche sur les apprentissages des adultes est que ceux-ci sont nécessairement, et indissociablement, des processus à la fois individuels et sociaux. En somme, on apprend toujours seul, mais jamais sans les autres ». Au travers du dispositif d'apprentissage expérientiel selon le modèle de Kolb (1984), les participants vont pouvoir déployer pleinement ce que Carré (2015) nomme leur *agentivité* et facteurs dispositionnels (expérience, motivation, capacités, etc.) et la structure de la situation de cette formation (contexte, ressources et environnement). Les participants expriment mobiliser des connaissances antérieures, d'origines diverses, cliniques ou sociales, qui ne demandent qu'à être renforcées.

La figure 3, ci-dessous, montre cinq modalités qui aident les encadrants pédagogiques dans les postures à prendre et les actions à mener, avec les apprenants, au décours des phases du cycle de Kolb. Ces postures et actions exemplatives et itératives permettent l'intériorisation du processus de tutorat, par modeling, chez les apprenants (Colognesi et al., 2019).

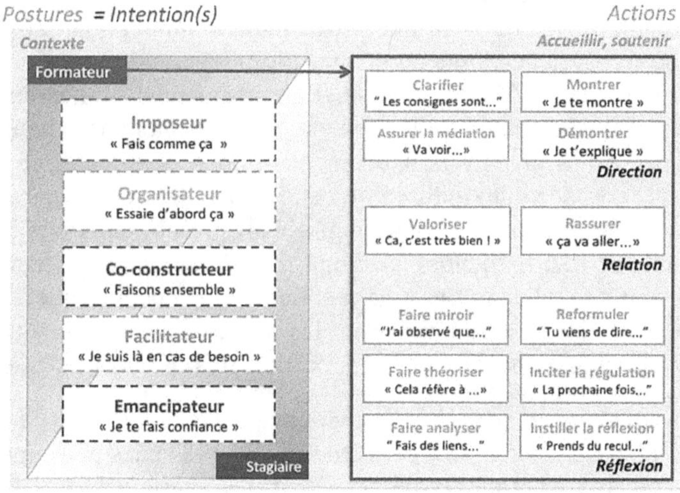

Figure 3.: Les postures à prendre et les actions à mener avec les apprenants (Colognesi et al., 2019)

Les apprenants débutent ce jour deux en écoutant la narration d'une expérience vécue par l'un d'entre eux, dans le champ de sa clinique professionnelle. Ce temps de la contextualisation de la pratique d'un pair est le socle de départ de la démarche de Kolb. Dans le contexte de la crise sanitaire et des adaptations qu'elle impose, le narrateur du jour a repris une expérience plus ancienne, ce qui n'est pas la donne habituellement mais cependant, ses émotions et ses ressentis transsudent au travers des difficultés en chaîne, qu'il relate face à la situation. Cela permet de s'approcher au plus près de l'implication affective nécessaire pour explorer l'expérience de manière englobante, impliquée et « vraie ». En professionnels de la santé mentale, les autres questionnent la situation sans grande difficulté, dans la phase d'observation réfléchie ; ils en donnent d'autres clés de lecture. Ils font un retour sur l'expérience de leur collègue afin de l'observer différemment et de la réfléchir à la lumière de ces changements de regards et de perspectives posés. Les questions sont ouvertes, bienveillantes, intéressées. Elles cherchent à dégager les régularités et aussi à les comparer à d'autres expériences, qu'ils auraient traversées précédemment ; cette comparaison avec d'autres expériences, est ce qui permet de relever les régularités. Pourquoi nous racontes-tu cette expérience et en quoi a-t-elle provoqué une immersion dans les émotions et le questionnement chez toi ? Quels sont les cadres de cette expérience ? Pourquoi as-tu d'abord agi ainsi ? Cet exercice les emporte dans une implication vraie ; ils prennent de la hauteur par rapport à la narration et en position « méta », font une observation décontextualisée de cette expérience vécue par l'un d'entre eux. Le conflit socio-cognitif est présent dans « le pied dedans et l'autre dehors ». Pour que ça marche, il faut ce mouvement « aller-retour », « in et out ». C'est par ces questions d'explicitations qu'apparaissent les prises de position et les changements de posture chez les participants.

Au décours de la phase d'expérience concrète (Kolb, 1984) et de la phase d'observation réfléchie (Kolb, 1984), les participants vont mettre à jour, voire déconstruire certaines de leurs conceptions ou représentations singulières, justes ou erronées, avec lesquelles ils abordent ces nouveaux savoirs de l'apprentissage du tutorat. La déstabilisation a été telle dans leur chef et par rapport à leurs représentations que certains se sont retrouvés dans une situation insécurisante et de fragilité posturale. Dans ces deux phases, les participants travaillent la mise à jour de la variable cognitive influente dans les performances d'apprentissage, solidement ancrées chez eux. Ils prennent du recul, vis à vis de l'expérience au réel pour le comprendre et lui donner un sens moins « brut » que dans la première phase. Ils questionnent, se questionnent et se répondent en boucle. Le participant narrateur ajuste et réajuste ses dires, sa description factuelle et ce qu'il a ressenti dans la situation. Les émotions sont mises en exergue au décours des questions, tous en confiance dans ces échanges qui se partagent et restent dans ce groupe « fermé ».

Ils questionnent également les facteurs conatifs, ceux qui concernent le « « choix et l'orientation des conduites », à côté de [ceux] « purement » cognitifs (opérations mentales) et affectifs (émotions), dans l'ensemble interconnecté de ces trois fonctions psychiques fondamentales » (Carré et Fenouillet 2009 in Carré, 2015) : le pourquoi des conduites et des initiatives choisies, le pourquoi de la compréhension et de l'interprétation sous cet angle, le comment du ressenti et du vécu, etc.

Dans les facteurs conatifs, se trouve également la motivation. Les participants s'engagent prudemment dans le processus de la démarche émancipatrice de Kolb. Les encadrants pédagogiques doivent veiller à renforcer la confiance en eux-mêmes dans ce processus et le sentiment d'efficacité individuelle et aussi collective. Pour ce faire, ils notent les échanges et les partagent dans l'espace « notes partagées » de la salle de classe virtuelle BigBlueButton de TuTo+ afin que les participants prennent bien conscience de ce qu'ils verbalisent et se sentent entendus, soutenus, accompagnés dans leur travail d'observation réfléchie. L'animation en distanciel rend plus complexe ce temps d'échanges et de partages, mais ne l'entrave pas grâce à ces espaces d'écriture. Ils s'arrêtent de parler, répètent leurs phrases, les réécoutent, s'étonnent et s'ouvrent aux autres de ce que cela produit chez eux. Des expressions de surprise, d'étonnement, de sens nouveau possible émergent dans leurs partages.

L'écoute par le groupe fait caisse de résonnance quand les autres tuteurs posent des questions à celui qui a fait la narration. Cette modalité crée un support dans le travail de réappropriation de son « histoire » après le questionnement de cette dernière par les autres.

L'annotation simultanée dans le support « notes partagées » dans BigBlueButton permet au narrateur, mais également aux autres participants, de visualiser par quelle voie d'entrée l'expérience a été partagée et comment, un détachement s'opère par rapport à l'histoire initiale pour élargir sa lecture de l'évènement spécifique à une compréhension d'un phénomène d'appartenance, de reconnaissance, d'acceptation, plus général. Elle prend alors le statut de récit emblématique. Le récit devient pertinent pour toute une classe de situations et d'évènements. Des éléments sont mis en lumière et d'autres, plus émotionnels et prégnants, se dissipent à la suite des questions.

Ces supports auditifs (écoute) et visuels (notes partagées) conduisent le groupe des apprenants vers un mode plus abstractif dans lequel les concepts autonomes prennent le relais sur le mode réfléchi. Chevrier et Charbonneau (2000) relèvent que « la réflexion [du narrateur] devient abstraite et l'évènement prend statut de cas particuliers dans sa réflexion au lieu d'être le contenu envahissant de sa conscience » dans ce processus abstractif. Il peut agir plus subir la situation à ce stade du travail.

Les encadrants pédagogiques mettent aussi en avant dans ce processus de notes partagées, la perception qu'ils ont de la dynamique identitaire de tuteur et de l'estime de soi, bien nécessaire, pour coconstruire cette dernière. Toutes ces notes sont enregistrées par les encadrants pédagogiques à dessein d'être relues par le groupe pour baliser l'animation des autres présentations qui se feront dans la phase deux de la formation. Elles servent à faire lien, rappel, consolidation entre les éléments relevés dans la démarche mais aussi entre les participants. Elles servent de support guidant chaque participant dans la prise de rôle d'encadrant pédagogique, rôle de tuteur, à l'égard des autres. Elles sont effacées en fin de formation pour respecter le groupe « fermé » du départ et aussi parce qu'elles sont parties intégrantes du processus, mais ne sont pas une finalité en soi.

Plus ils entrent dans cette identité de tuteur, plus les participants donnent un sens moins brut, aux contenus factuels décrits dans la narration et dégagent les régularités pour les comparer à d'autres expériences. Ils font « miroir », font analyser, incitent à la régulation, bref invitent à la réflexivité en situation. Ils dégagent des attributs de concepts et le formateur les aident à identifier et formuler le concept dont ils parlent. Ces postures et ces actions décrites par Colognesi et al. (2019) aident les apprenants dans ce rôle d'encadrant pédagogique dans le tutorat.

Faire corps dans ce « pas de deux »

Les participants, à ce stade du processus de démarche émancipatrice de Kolb (1984) commencent à privilégier le mode abstractif au mode réfléchi et prennent de la hauteur par rapport à la situation. Ils se détachent doucement de la situation de départ, suivant en ce, le mouvement du participant narrateur qui, par ses questionnements ou étonnements de l'interprétation modifiée qu'il fait en direct de la situation relatée, se détache de « l'évènement de départ » pour déplacer son attention sur : la conceptualisation de « ses agirs et pensées » dans les soins, de ses modes d'appréhension d'autres évènements professionnels, de ce que cette « histoire » s'est peut-être déjà rejouée dans son parcours professionnel, en termes de « choix de posture », face à d'autres situations. Nous voyons donc que des différents contextes dans lesquels le narrateur se retrouve au travers de cette description narrative et factuelle d'une situation interpellante, le tuteur-apprenant va évoluer dans ses postures et ses actions afin de baliser les directions à prendre et ainsi mettre en réflexion le narrateur.

Il est à noter que tout ceci n'est possible que dans un contexte qui vise à accueillir et soutenir l'individu, en prenant en compte l'importance de la relation (Colognesi et al., 2018) ou des facettes de ce que Paul (2016) appelle « protéger » dans le sens d'accueillir l'accompagné, et de le soutenir dans les différentes étapes de son processus. Ainsi, différentes postures et interventions existent pour permettre le développement professionnel de l'accompagné, à la condition, comme le rappelle Mieusset (2013), qu'il soit volontaire et engagé comme partenaire d'un processus de changement d'état (Colognesi et al., 2019).

Partant du postulat de Carré (2015) que les facteurs conatifs concernent en amont de l'action, la question des attitudes et, en aval, celle de la volition, dans la phase pré décisionnelle de la motivation, les *attitudes* sont donc des dispositions cognitives, affectives et conatives. Elles peuvent se transformer en motifs d'engagement dans l'action dans un processus de changement d'état.

Dans ce qui est relaté dans cette phase abstractive (Kolb, 1984), les encadrants pédagogiques soutiennent l'expression d'abord hésitante et plus assertive par la suite, des stratégies d'autorégulation que le participant, ayant présenté cette situation, exprime. Le groupe des participants assiste tout d'abord à un apprentissage autorégulé du narrateur et très vite, entrant dans ce processus eux-mêmes, ils relient l'évènement de départ et tout ce qu'il apporte à réfléchir, à toutes les connaissances antérieures singulières, ils le projettent dans des connaissances nouvelles individuelles ou collectives.

C'est la force du processus de Kolb, chacun peut apprendre de lui-même grâce aux autres et tous peuvent apprendre de lui. Plus qu'une démarche réflexive selon le modèle de Schön (1994), la démarche émancipatrice du modèle de Kolb (1984) permet un bénéfice pour tous les participants qui repartent avec des connaissances et apprentissages nouveaux, quelle qu'ait été leur place dans le groupe de travail. Ils peuvent même « interrelier » ces nouvelles connaissances à leurs connaissances antérieures, voire les organiser avec les connaissances ultérieures, dans la décision de les soumettre à l'épreuve de la réalité. Ils entrent ainsi dans la phase vérificatoire décrite par Kolb (1984), comme un réinvestissement de nouvelles conceptualisations de cette réalité professionnelle par la formulation d'hypothèses et de nouvelles perspectives.

Avec le background professionnel qui est le leur, les participants font les liens avec d'autres situations cliniques ou professionnelles où leurs modes d'action et de réaction à un évènement ont été similaires. Individuellement et collectivement, ils construisent de nouveaux savoirs conceptualisés, dans ce travail commun, de démarche émancipatrice selon le modèle de Kolb (1984).

Les phrases : « Je ne l'avais pas pensé en ce sens », « J'ai l'impression d'une récurrence » ouvrent tous les possibles d'une phase réflexive permettant les projections et transferts des nouveaux concepts qui ont émergé dans la phase abstractive vers l'essai d'« autre chose », d'« autres expérimentations ». La phase vérificatoire est « l'espace » pour valider le « connu », et non plus tester « l'essai-erreur » dans des situations ultérieures. Les participants parlent et échangent beaucoup entre eux, après cette présentation. Les encadrants pédagogiques se mettent sciemment en position de retrait, pour laisser place à une fluidité spontanée dans les échanges. Cette expérience de démarche émancipatrice selon le modèle de Kolb les laisse en suspension, en réflexion. Elle les lie dans ce « pas de deux, de trois, de quatre, de douze, etc.[5] ». Le groupe a bougé, imperceptiblement au début, avec plus d'engagement par la suite. La narration fait empreinte sur les tuteurs. Ils réfléchissent, se questionnent mutuellement mais surtout, se projettent vers d'autres perspectives de pistes d'action, enrichis de nouveaux concepts nés de leurs échanges. Certains font preuve de leadership et comprennent assez rapidement les modalités à développer, les mots à utiliser pour animer une démarche émancipatrice. Cependant, les encadrants pédagogiques expliquent combien il peut être utile de définir des rôles différenciés dans l'animation et de s'y tenir. Qui anime et régule les questions dans la phase réfléchie ? Qui les note au tableau et inscrit les observations et les « critérise » afin de faire émerger les concepts autonomes dans la phase abstractive ? La didactisation des phrases notées au tableau est importante. Le tuteur doit en avoir conscience car chaque mot, bien choisi, permet de faciliter la conceptualisation ouvrant à l'émancipation.

Cet apprentissage de l'utilisation de la démarche émancipatrice de Kolb se répète l'après-midi de ce jour et la matinée du lendemain. Les partages narratifs sont tout aussi « puissants » que le premier. Le processus se répète avec la

---

[5] Taille conseillée du groupe pour l'efficience de l'apprentissage.

différence que les encadrants pédagogiques trouvent, dans les participants, des suppléants. Certains ont intégré les postures et modalités d'action de Colognesi et al. (2019). Ils ont compris l'importance des nuances et rôles, dans une dynamique de groupe ; elle permet la régulation et la bienveillance pour faciliter la parole et sécuriser l'expression de contenus difficiles.

Nous assistons à un étayage clair et soutenant des uns vis-à-vis des autres. Le processus de Kolb devient un « bâton de pèlerin » permettant la concomitance et le « *cum panis* » de Paul (2016). Le tutorat s'instaure entre eux ; fil conducteur fragile au début, mais trouvant assez rapidement ses marques entre ces professionnels des soins relationnels et sociaux. Les participants prennent place, prennent « la place » et dans un mouvement harmonieux, les encadrants pédagogiques se reculent, balisant le travail, dans ce processus de rétrocession, afin que la finalité de ce qui est travaillé reste bien pédagogique et non thérapeutique. Les participants ont le défaut de leur qualité de professionnels de la santé mentale au risque de basculer dans leur rôle de thérapeute. Cette attitude peut être un biais au travail attendu de la part d'un tuteur encadrant un autre professionnel. Cette transformation de leur rôle, ce complément à leur statut premier est peut-être une des difficultés les plus prégnantes dans cette formation. Les encadrants pédagogiques le relèvent et rappellent le cadre et les objectifs de l'accompagnement dans la démarche émancipatrice de Kolb. Même si l'écoute est bienveillante et laisse la place à l'expression des difficultés rencontrées, lors de la phase réfléchie, la guidance du tuteur doit amener le narrateur vers des connaissances nouvelles, conceptualisées et mobilisables dans d'autres expériences similaires lors de la phase abstractive pour qu'il « grandisse de son expérience ». Une phase de transfert des acquis précédera la ré expérimentation de cette expérience dans une phase vérificatoire, à la lumière des concepts autonomes nouvellement énoncés.

Être tuteur des apprentissages, de l'expérimentation des possibles et de l'évaluation des résultats, du changement opérant chez le stagiaire ou chez le tuteur en noviciat constituent les finalités de cette formation au tutorat.

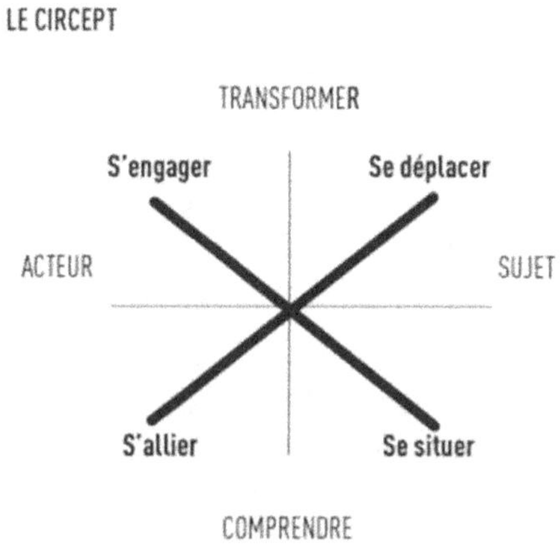

Figure 4. Le circept (Delvaux et Delvaux, 2012)

L'après-midi du jour trois de la deuxième phase de la formation prépare à une modalité différente du travail certificatif à remettre en fin de formation. En cela il se veut « évaluatif » et « intégratif ».

Pour cette modalité d'évaluation imposée par le contexte de la crise sanitaire, les encadrants pédagogiques s'intéressent à un article de Delvaux et Delvaux (2012) relatif à l'évaluation de l'émancipation dans une formation. Le circept (figure 4) sur lequel ils appuient leur développement intéresse les encadrants pédagogiques car il permet le questionnement de l'émancipation en quatre axes et quatre postures :

- Axe I : savoir-action,
- Axe II : savoir-être,
- Posture 1 : se situer,
- Posture 2 : se déplacer,
- Posture 3 : s'engager,
- Axe III : savoir collectif
- Posture 4 : s'allier,
- axe IV : savoir social.

(Delvaux et Delvaux, 2012).

Ils se sont appuyés, pour la construction de ce circept sur le travail de Baudot et Huart (2011), réalisé dans le cadre d'une formation-laboratoire pour l'action collective. Chacun des quatre axes et des quatre postures ont des prérequis théoriques que l'apprenant peut intégrer pour comprendre le mouvement d'émancipation qu'il mobilise dans son apprentissage expérientiel. Cette évaluation certificative sera démontrée lors de la phase 3 de la formation. Elle se trouvera dans la « Boite à outils » de cette 3ème phase de la formation.

Conclusion

Cette double expérience d'apprentissages expérientiels et distanciels s'est révélée très positive dans l'aspect collaboratif, co-constructif et humain. Les modalités d'accompagnement à distance ont augmenté la difficulté du challenge de faire basculer les apprenants-tuteurs en tuteurs des apprenants. S'approprier la démarche émancipatrice de Kolb (1984) est une chose qui peut se révéler complexe car elle demande d'accepter la déconstruction de savoirs acquis, pour les laisser se modeler vers de nouvelles formes de connaissances.

De surcroît, accepter cette démarche émancipatrice à distance, conduit les tuteurs apprenants à développer des compétences multiples : celles liées au tutorat et celles liées au distanciel, à l'e-learning. La crise sanitaire a potentialisé les capacités des tuteurs. Cette formation avec des modalités technologiques ajoutées a exclu certains en fracture numérique, mais a semblé faciliter le travail pour d'autres, car le contexte « travailler avec les autres tout en étant chez moi » l'a rendue plus confortable et sécurisante. Il ne semble donc pas que la distance ait eu d'effets négatifs sur le degré d'implication des participants.

Nous avons apprécié l'interprofessionnalité présente dans le groupe. Elle est une richesse indéniable dans l'ouverture des perspectives vérificatoires : elle est source de résultats exponentiels dans les échanges. Nous devons cependant dire, que dans le contexte de cette crise sanitaire, la phase vérificatoire n'a pu être expérimentée que dans l'énoncé des perspectives. Nous avons été limités dans son utilisation sur le terrain, puisqu'il n'y a pas eu de stagiaires actuellement. Ils ont exprimé l'envie d'expérimenter la méthode dans un cadre professionnel autre que le tutorat tant ils se sont sentis interpellés et intéressés par les résultats obtenus.

Ce qui est important à retenir, c'est l'apport de « boucles à l'infini » que la démarche permet dans les apprentissages à venir. Selon les conditions sanitaires en 2021, peut-être pourrions-nous la tester dans la 3ème phase de la formation ?

Une contrainte du distanciel oblige à multiplier les modalités d'explication. Cette contrainte, pourtant, s'est transformée en atout pour le processus, car les encadrants pédagogiques ont dû faire du « dépliage » de cette « lasagne » de connaissances, afin que les tuteurs apprenants en comprennent bien les rouages dans ces modalités de formation à distance. Plus qu'une contrainte, donc, cela a été vécu comme un levier par les encadrants qui ont refusé que la crise sanitaire arrête le processus de formation.

Nous sommes conscients du rappel permanent du cadre pédagogique qu'il faut faire car, comme tout cadre, il est implicite et n'apparaît que lors des débordements ou glissements (Morasz, 2012). Cette formation est bien à placer dans un cadre d'apprentissage. Travailler ces apprentissages expérientiels avec des personnes provenant des soins et du social, demande une vigilance pour ne pas être thérapeutique, organisationnel et donc cherchant des solutions matérielles ou des réponses justificatives.

Nous envisageons la troisième phase de la formation avec une adaptation certaine puisque les conditions sanitaires de 2020 nous accompagnent toujours dans notre évolution.

La dernière phase de formation fera un focus sur l'e-tutorat et l'e-santé. Nous constatons depuis la première phase des formations que les « soft skills » évoquées dans la formation précédente et développées, conjointement aux compétences visées depuis le début, sont toutes aussi importantes pour la réussite de ce projet.

Ce projet européen a démontré l'importance d'être polyglotte ou tout du moins anglophone. La crise sanitaire a démontré l'importance de la maîtrise du numérique et du virtuel pour rester engagés dans le projet.

La dernière phase de formation vise à émanciper les tuteurs apprenants vis à vis de ces contraintes numériques et virtuelles. La formatrice principale sera accompagnée du professeur conseiller en technologies de l'information et de la communication pour l'enseignement (TICE) et d'une chercheuse, infirmière de formation de la Haute Ecole de la Province de Namur.

« Ils ne savaient pas que c'était impossible, alors ils l'ont fait. »

Mark Twain

Références

Barbier, J. (2013). Un nouvel enjeu pour la recherche en formation : entrer par l'activité. *Savoirs*, 33, 3, 9-22.

Broussal, D., (2019). Emancipation et formation : une alliance en question. *Savoirs*, 51(3), 13-0058.

Baudot, S., Huart, F. (2011). La pédagogie émancipatrice comme fondement de la formation ISCO.in La formation, un laboratoire pour l'action collective. *Actes de la journée d'étude du CIEP du 01 octobre 2011.*

Cabaret, V. (2016). Chapitre 4. Accompagnement, alternance et éthique pragmatique : vers une démarche clinique de formation. *Journal international de bioéthique et d'éthique des sciences*, vol. 27,1-2, 73-90.

Caillé, A., Chanial, P., Tarragoni, F. (2016). S'émanciper, oui, mais de quoi ? *Revue du MAUSS*, 48, 2, 5-28.

Carré, P. (2015). De l'apprentissage à la formation. Pour une nouvelle psychopédagogie des adultes. *Revue française de pédagogie*, 190, 1, 29-40.

Chevrier, J., Charbonneau, B. (2000). Le savoir-apprendre expérientiel dans le contexte du modèle de David Kolb. *Revue des sciences de l'éducation*, *26*, 2, 287–324.

Colognesi, S., Van Nieuwenhoven, C., Runtz-Christan, E., Lebel, C., Bélair, L. (2019). Un modèle de postures et d'interventions comme ensemble dynamique pour accompagner les pratiques en situation professionnelle. *Phronesis,* vol. 8, no. 1-2, 5-21.

De Ketele, J. (2013). Introduction L'engagement professionnel : tentatives de clarification conceptuelle. Dans : Anne Jorro éd., L'engagement professionnel en éducation et formation, De Boeck Supérieur, 7-22.

Delvaux, V. et Delvaux, E. (2012). Évaluer l'émancipation dans une formation. Le cas de l'Isco. Le Grain. Atelier de pédagogie sociale, [En ligne] http://www.legrainasbl.org.

Bourgeois, É., Nizet, J. (2005). *Chapitre premier. L'apprentissage adulte. Vers une nouvelle épistémologie.* Dans Bourgeois, E. et Nizet, J. (Dir.), *Apprentissage et formation des adultes*, Presses Universitaires de France, 9-23.

Jorro, A. (Dir.) (2014). Dictionnaire des concepts de la professionnalisation. De Boeck Supérieur.

Kolb, D.A. (1984). Experiential learning. Englewood Cliffs (NJ): Prentice-Hall. Le savoir-apprendre expérientiel dans le contexte du modèle de David Kolb

Kolb, D.A. (1985). Learning style inventory: Self-scoring inventory and interpretation booklet. McBer.

Morasz, L., Perrin-Niquet, A., Barbot, C. et Morasz, C. (2012). *L'infirmier en psychiatrie : Les grands principes du soin en psychiatrie*. Elsevier-Masson, 2ème Ed.

Paul, M. (2012). L'accompagnement comme posture professionnelle spécifique. *Recherche en soins infirmiers*, 3, 13-20.

Paul, M. (2006). L'accompagnement : quels enjeux pour le tutorat ? *Colloque Tutorat et Accompagnement*, AIFRISSS, 11-24.

Paul, M. (2020). La démarche d'accompagnement. Repères méthodologiques et ressources théoriques. De Boeck, 2ème édition.

Runtz-Christan, E. (2017). Pour comprendre les attentes des stagiaires-enseignants à l'égard de leurs enseignants-formateurs. Symposium : Des interventions éducatives en formation pratique au service du développement de l'identité professionnelle des stagiaires. CRIFPE.CA.

Runtz-Christian, E. (2020). Postures ou imposture ? Les accompagnateurs de stagiaires pensent former à l'autonomie mais qu'en est-il sur le terrain ? L'innovation dans la formation enseignante. *Revue des HEP et institutions assimilées en Suisse romande et du Tessin-Formation et pratiques d'enseignement en questions*, HS n°4, 143-158.

Schön, D., A., (1994). *Le praticien réflexif. A la recherche du savoir caché dans l'agir professionnel.* Editions Logiques, Collection Formation des Maîtres.

Yvon, F., Zinchenko, Y. (dir.) (2011). Vygotsky, une théorie du développement et de l'éducation. Recueil de textes et commentaires, MGU.

PARTIE 2

DES TEMOIGNAGES D'ACTEURS DU PROJET

Chapitre 5

Maxime Gigot
Laurent Art
Rea Marselou

Paroles de tuteurs après une formation émancipatrice

Une orthophoniste et art-thérapeute qui exerce auprès d'enfants et adolescents, un assistant social actif dans l'administration d'un centre neuro psychiatrique, et un infirmier en chef coordinateur d'un hôpital de jour pour adultes, entrent dans un groupe de travail réflexif...

Introduction

Groupe de tuteurs en devenir assez hétérogène, cette formation dans le cadre du projet VETmh TuTo+ nous a démontré que l'identité et les expériences professionnelles, bien qu'elles jouent un rôle au niveau des références théoriques de chacun, n'empêchent pas la bonne collaboration et l'apprentissage réciproque dans une démarche de tutorat conçu selon les principes de la pédagogie émancipatrice, développée notamment par David Kolb. Ce chapitre constitue une synthèse de cette expérience articulée, démarche. En effet, nous avons structuré notre regard croisé sur les 4 types de savoirs de l'émancipation dans une formation, selon Delvaux et Delvaux (2012) : savoir-action, savoir-être, savoir social et savoir collectif.

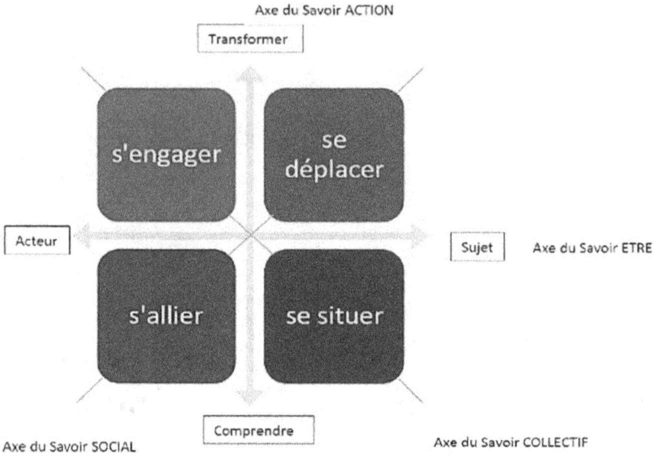

Figure 1. Grille d'évaluation de l'émancipation
(Delvaux V. et Delvaux E., 2012)

Comme le montre la figure 1, cette approche conceptuelle nous a permis d'interroger la manière dont cette formation de tuteurs nous a habilités à développer 4 postures opérationnelles : nous engager, nous déplacer, nous situer et nous allier.

Axe du Savoir Action

« Les éléments indispensables à l'émancipation sont la transformation (donner une autre forme) et la compréhension (cum prétendre : saisir avec) de la personne, du stagiaire, du tuteur novice. La prise de parole, initiée tout d'abord dans l'espace plus intime de la formation et lors des moments de travail en sous- groupes, s'exprime, ensuite, à l'extérieur dans l'espace public. Elle se révèle un enjeu primordial et fondamental dans l'émancipation des tuteurs. »

Stéphanie Baudot et France Huart (2011)

Nous saisissant des notions de *transformation* et de *compréhension*, récurrentes dans la bibliographie sur laquelle a été fondée cette formation VETmh TuTo+, nous traiterons en premier la question de la compréhension du profil, de la fonction et du rôle d'un tuteur qui entreprend un travail de formation émancipatrice. Durant la première session de formation, en 2019, nous avons eu un premier « contact » théorique avec les différents statuts d'encadrant qui existeraient dans un contexte de stage, nous permettant de commencer déjà à faire une première distinction entre ceux-ci, au niveau de leur(s) fonction(s) et leur(s) rôle(s). Ensuite, de par notre participation dans des exercices d'apprentissages expérientiels entre co-tuteurs, durant la deuxième session en octobre 2020, notre représentation mentale du rôle et de la fonction d'un tuteur s'est peu à peu coconstruite et clarifiée.

Quant à notre transformation, dans le cadre du projet VETmh TuTo+, celle-ci a nécessité notre participation à des exercices pratiques complexes, suivant un objectif commun dans un cadre posé au préalable. Nous avons pu ainsi découvrir différentes facettes de notre rôle en tant que tuteurs en devenir et par là, expérimenter les différentes manières de « tutorer » : accueillir, accompagner, guider, conseiller, questionner, déstabiliser.

Le rôle du tuteur

« Personne n'éduque autrui, personne ne s'éduque seul, les hommes s'éduquent ensemble par l'intermédiaire du monde. »

Paolo Freire

L'approche socio-constructiviste est à la fois démocratique et fidèle au processus d'apprentissage naturel (expérientiel), compte tenu que le cadre est bien établi et maintenu. Le positionnement et la posture du tuteur vis-à-vis du stagiaire doivent être clairs et cohérents. Il doit être en mesure d'instaurer et maintenir un cadre qui permette l'évolution d'une bonne dynamique relationnelle, prenant en compte les différents facteurs internes et externes pouvant faciliter ou compliquer le processus d'émancipation du stagiaire. Le respect, la relation d'égalité, la liberté de s'exprimer, l'interaction et l'exploration, la sincérité, sont des éléments fondamentaux dans le cadre d'un processus de pédagogie émancipatrice.

En outre, les moments privilégiés pour que tuteur et stagiaire échangent et réfléchissent sur la pratique professionnelle, de même que les objectifs et le progrès du stage doivent être préalablement définis. Pourtant, le tuteur doit disposer d'une certaine flexibilité réfléchie qui le rende disponible en dehors de ces temps d'entretien, sans pour autant déresponsabiliser le stagiaire dans sa démarche d'émancipation. Pour mener, donc, un tutorat optimal il est nécessaire d'être en mesure de bien établir et maintenir un cadre qui balise le tutorat, d'évaluer le progrès du stage, mais aussi de se remettre en question. Métaphoriquement nous pourrions dire, « avancer ensemble sur des chemins de traverse, pour une destination bien définie, mais ouverte à la créativité ».

Axe du Savoir-Etre

« L'apprenant peut être décrit comme un individu libre, autonome, créatif, en relation avec d'autres, engagé individuellement et collectivement. Il se construit dans le conflit, la résistance et la lutte. »

Mirkes (1996)

L'approche de cette expérience a été, pour chacun d'entre nous, naturellement liée à nos propres appuis et références théoriques, notre identité et nos expériences professionnelles. Pourtant, les prérequis personnels les plus instrumentaux pour affirmer une posture et un fonctionnement de tuteur ont été communs, inaffectés par nos identités professionnelles, car ils sont tout d'abord humains : l'accueil, la disponibilité, l'écoute active, l'empathie, la capacité de laisser à l'autre sa place en tant que sujet portant et apportant ses propres idées et représentations.

Durant cette formation VETmh TuTo+ le groupe des tuteurs en formation était solidaire et il n'y a eu, donc, aucune difficulté à prendre la parole et à échanger. Chacun, d'une oreille attentive, écoutait, posait des questions et encourageait chez l'autre la réflexion. L'échange a produit des solutions, des conclusions, des idées extrêmement intéressantes et neuves, auxquelles nous n'aurions très probablement pas pensé si nous avions été seuls. Nous estimons que grâce à l'hétérogénéité de notre groupe, nous avons pu d'autant plus apprécier le grand intérêt de cette expérience et comprendre que nous avons tous à apprendre de l'autre, quel que soit son statut, son expérience ou encore son domaine.

Posture 1 : se situer

« Se situer renvoie tout d'abord à la construction identitaire : savoir qui l'on est, connaitre ses valeurs, ses ressources et ses comportements, les choisir et les exprimer, ainsi que les faire reconnaitre aux autres. »

Stéphanie Baudot et France Huart (2011)

Parlant du positionnement du tuteur en tant qu'acteur dans ce rôle, nous pourrions utiliser une notion mentionnée lors de notre expérience de formation : la notion de *mère suffisamment bonne*, selon Winnicott (1971) : suffisamment présente et garante de l'aire intermédiaire d'expérience dans laquelle son enfant va progressivement affirmer son autonomie. Cette posture, empathique et suffisamment préoccupée par le développement et le bien-être de l'autre, fait écho avec le rôle et la fonction du tuteur. La dynamique relationnelle qui serait en jeu lors d'un stage où nous occupons le rôle de tuteur est donc un élément important, et par conséquent la relation transféro-contre-transférentielle est à prendre en compte.

Le tuteur doit être suffisamment en mesure de laisser-faire, laisser-explorer, permettre au stagiaire d'affirmer sa place en tant que jeune professionnel, et accueillir son libre arbitre, sans se sentir figé ou menacé dans un rôle d'éducateur, interlocuteur privilégié, protecteur. Il doit être en mesure d'identifier et de traiter le plus grand éventail d'éléments possible afin de faciliter l'avancement du stagiaire, mais aussi le prôner à travailler selon ses ressources, ses capacités et ses compétences personnelles : ne pas travailler *pour* lui mais *avec* lui. Il instaure ainsi une relation symétrique, d'égale distance, qui permet l'atteinte des objectifs du stagiaire. Dans cette relation, l'émotion constitue une donnée importante, car elle permet de « sentir » là où l'on veut aller. Le tuteur doit, donc, être suffisamment en mesure de prendre du recul et de reconnaitre la dynamique et les probables enjeux transféro-contre-transférentiels présents.

Posture 2 : se déplacer

Être prêt à se réajuster pour s'adapter à une situation nouvelle

Existe-t-il une autre posture que l'adaptation pour traverser les situations nouvelles ? Le travail du tuteur est un travail humain. Selon Stéphanie Baudot et France Huart (2011), les tuteurs sont « apprenants », eux aussi, et font preuve d'une capacité à se déplacer pour apprendre. Ce processus est moins « inconscient » car le tuteur recherche à revoir les schémas de compréhension, à ouvrir les yeux sur certaines réalités, à confronter les points de vue et à pouvoir dégager les enjeux réels au risque d'un « conflit », dans cette posture.

Nous avons déjà évoqué la métaphore que Mony Elkaïm utilise pour décrire le concept de « résonance », utilisant une image de corps qui vibrent. En continuant sur le même registre métaphorique physique, dans le cadre du processus d'émancipation d'un stagiaire, il faut se déplacer ou se laisser déplacer, pour que l'autre puisse trouver sa place. Maëla Paul (2004) relève deux fondements essentiels des notions « aller avec, vers » : *un déplacement en commun* (la dynamique de cheminement) et *être avec* entendu à la fois comme support, collaborateur, protecteur. « Déplacement » que nous entendons aussi comme un mouvement naturel qui permet de s'accorder à l'autre, afin de faciliter un avancement et une transformation réciproques.

En référence à Hall (1969), il existe « autour de nous une surface, « une bulle », une zone émotionnellement forte ou encore un périmètre de sécurité individuel ». Pour certains, se laisser envahir par l'émotion peut s'avérer déstabilisant. Par moment, dans certains échanges lors de notre travail en groupe, certains participants se sont sentis envahis émotionnellement, dans leur espace intime et personnel. Il convient alors de verbaliser davantage ses émotions, de les reconnaitre dans l'interaction entre participants, de pouvoir les aborder par le groupe. Pour Ekman (2003) les messages émotionnels sont des moyens universels permettant de décrypter la capacité des humains à coopérer entre eux.

Ayant déjà parlé de *déplacement*, nous pouvons maintenant parler aussi de *basculement* : un certain degré de « vibration », de questionnement et de déstabilisation, serait opérationnel pour que le travail avance et que le stagiaire s'émancipe progressivement. En formation d'adultes, plusieurs éléments peuvent influencer ou même définir les travaux intellectuels, et ceux-ci doivent être pris en compte : croyances, points de vue socio-politiques, styles et philosophies de vie différents, fonctionnements et comportements personnels, etc. C'est grâce à cette diversité de points de vue et d'expériences que nous avons à notre disposition une si grande richesse de théories et d'approches scientifiques, thérapeutiques, professionnelles. Nous revenons, donc, à l'importance du cadre : d'un tiers régulateur qui nous permettrait de mener des discussions ou des débats productifs, se focalisant sur le travail intellectuel qui est en train de se produire, et auquel nous pourrions revenir dans un cas de conflit ou débat contre-productif.

Posture 3 : s'engager

« Le collectif n'est pas seulement une entité de soutien, c'est aussi un lieu de construction de savoirs et d'actions. L'émancipation requiert plus qu'une transformation individuelle, elle exige aussi que les personnes puissent réaliser collectivement des transformations structurelles et institutionnelles. Cette condition détermine la troisième posture d'apprentissage autour de la nécessité de s'engager. »

Stéphanie Baudot et France Huart (2011)

Les postures essentiellement utilisées durant cette formation sont celles de « dialogue » et d'« écoute », avec authenticité. D'après Maëla Paul (2004) « écouter, c'est être attentif certes, mais c'est surtout interagir, répondre, solliciter, dynamiser un questionnement permettant aux personnes de « se » questionner dans le rapport à la réalité dans laquelle elles sont. L'écoute désigne un processus de négociation des compréhensions, de délibération interactive, de conception partagée du sens ». Notre posture n'est en aucun cas figée, elle évolue par les interactions quotidiennes, par des rencontres tant personnelles que professionnelles. Cette posture est donc en ajustement constant selon nos situations rencontrées. Dans une posture émancipatrice, l'apprenant sera alors invité à utiliser l'espace comme il l'entendra et ce, dans l'optique de le responsabiliser. Cela consiste avant tout à « recréer un environnement relationnel qui soit une opportunité de « grandir en humanité » en se distanciant des jeux qui nous aliènent les uns aux autres » et par la même, permettre à cette personne de résoudre par elle-même ses propres problèmes, tout en l'accompagnant.

Axe du Savoir Collectif

« Favoriser l'apprentissage en favorisant le cycle de l'apprentissage expérientiel. »

David Kolb (1984)

Notre expérience du travail réflexif, pendant cette formation VETmh TuTo+, a été enrichie de références et de concepts liés au système et à la dynamique groupale. Deux concepts ont notamment été abordés : la résonance et l'holisme. Selon Mony Elkaïm, la résonance n'est pas qu'autoréférentielle, mais serait plutôt une intersection d'éléments commune à différents individus ou systèmes humains : « Ces éléments semblent résonner sous l'effet d'un facteur commun, un peu comme des corps qui se mettent à vibrer sous l'effet d'une fréquence déterminée. Les sentiments qui naissent chez chaque membre du système ont un sens et une fonction par rapport au système même où ils émergent (Elkaïm, 1995) ». Cette résonnance inculquée par les protagonistes a ainsi fait émerger une dynamique propice à l'échange de savoirs, grâce à leur savoir-faire et savoir-être. Parlant de systèmes, concepts qui ont été beaucoup évoqués, nous venons à l'holisme, que Jan Christiaan Smuts a défini comme étant « la tendance dans la nature à constituer des ensembles qui sont supérieurs à la somme de leurs parties, au travers de l'évolution créatrice » ; nous pourrions également parler ici de l'illusion groupale, selon Didier Anzieu dont nous avons fait preuve pendant notre formation.

Le groupe permet, avant tout, l'émergence d'une aide mutuelle entre participants. Selon l'ordre des travailleurs sociaux et des thérapeutes conjugaux et familiaux du Québec, le groupe « offre un lieu sécuritaire permettant aux membres de partager un vécu commun, recréer un tissu social, expérimenter de nouvelles façons d'être et de faire, développer un sentiment d'appartenance, apprendre les uns des autres et se soutenir ». Il devient « un lieu d'appropriation de pouvoir. Un lieu où les forces et l'expérience des membres sont valorisées et utiles pour les autres, où des objectifs individuels rallient des enjeux collectifs. C'est une méthode d'intervention qui permet d'incarner des valeurs fondamentales du travail social comme la démocratie, l'aide mutuelle, l'inclusion, la coopération, l'égalité ».

Evoluant du stade de l'illusion groupale et passant par différents mouvements au sein du groupe, on se dirige vers l'extérieur. Si nous utilisions ici de nouveau le concept des systèmes, qui ont également beaucoup été évoqués, nous estimons que du savoir-action et savoir-être on se dirige vers le savoir collectif et social, dans un mouvement qui va de l'intérieur vers l'extérieur ; théorie de l'écologie de l'humain selon Urie Bronfenbrenner.

Le groupe a énormément à offrir. En faisant de nouveau appel à la notion winnicottienne de « mère suffisamment bonne » dont nous avons parlé en décrivant la posture du tuteur, nous pouvons ici parler du groupe comme incarnant cette aire intermédiaire d'expérience dans laquelle le stagiaire va progressivement affirmer son autonomie, afin de se diriger vers l'extérieur, le monde professionnel.

Posture 4 : s'allier

« Le croisement s'opère entre le pôle « comprendre » et le pôle « acteur ». Il constitue la posture de l'alliance. « S'allier » consiste à comprendre son identité d'acteur et à s'interroger sur ses capacités d'action. La construction identitaire des acteurs implique de créer des alliances entre des groupes réunis autour d'enjeux communs ; et cela même si ces groupes peuvent parfois provenir d'origines, d'engagements et de lieux différents. »

Stéphanie Baudot et France Huart (2011)

« S'allier » nous renvoie aux ponts que nous sentons avoir construits pendant cette formation VETmh TuTo+, aux notions de coopération, de « réseautage », de coconstruction, d'étayage, de par la création d'un espace singulier qui permet de nouvelles coopérations.

Dans nos pratiques professionnelles, nous considérons le travail pluridisciplinaire comme étant un critère crucial de bonnes pratiques. Faire partie d'un réseau de professionnels, c'est faire partie d'une équipe pluridisciplinaire à grande échelle ; et d'autant plus dans le cas d'un réseau européen où chacune des équipes auraient des approches diverses et variées. Le travail en réseau permet d'accroître ses connaissances et apprentissages. Il est d'autant plus important pour des intervenants psychosociaux au vu des situations de plus en plus complexes auxquelles ils sont régulièrement confrontés. Nous y accordons alors une importance afin de mutualiser des pratiques professionnelles et des expertises, à travers une coopération efficiente. Ce sentiment de travail collaboratif et d'appartenance à un réseau de collègues dont les pratiques sont diverses, tout en pouvant s'y identifier soi-même en tant que professionnel, est à la fois motivant, stimulant et valorisant.

Nous estimons important de rester en contact avec les collègues ayant fait cette formation et donc de maintenir ce réseau de tuteurs Erasmus+ afin de pouvoir traiter nos questionnements et ajuster nos pratiques dans le long terme. Les projets européens sont essentiels dans le sens où ils permettent, tout comme le travail en réseau dont nous venons de parler, de mutualiser des expertises différentes de par une culture propre à chacun. Le projet VETmh TuTo+ aurait comme atout principal sa pérennité à l'échelle européenne, due au fait qu'il propose une modélisation du processus et de la méthode d'un tutorat fondé sur des principes théoriques concrets et universels. Les pays de l'Union européenne ayant participé au projet auront donc des pratiques et un langage communs, qu'ils pourront par la suite continuer à faire évoluer dans le long terme, grâce au travail en réseau. Cette dimension européenne est une invitation de soi vers l'ouverture et l'affranchissement.

Axe du Savoir Social

Selon Stéphanie Baudot et France Huart (2011), le savoir social est la confrontation du savoir académique avec les expériences et pratiques sociales des adultes en formation. Nous avons été attentifs aux notions d'empowerment et d'autonomisation. Dans la pratique sociale, c'est rendre le patient, acteur de son évolution par une transmission de savoirs afin qu'il puisse réussir seul sa démarche : travailler non pas pour l'usager mais avec celui-ci, par une participation « active ». A travers une démarche émancipatrice par une expérience vécue, nous avons particulièrement été surpris de cette capacité qu'avaient certains (malgré des années d'expérience professionnelle) à pouvoir non seulement se questionner mais aussi et surtout questionner leur pratique professionnelle, notamment à travers la confrontation de savoirs des différents intervenants. C'est donc pouvoir s'auto- évaluer et s'adapter pour finalement favoriser l'accomplissement de ses objectifs professionnels et personnels. En quelque sorte, s'émanciper.

Conclusion

L'envie est pressante de témoigner d'un bout de chemin parcouru au détour d'une rencontre. Chacun du haut de sa colline d'Europe se regarde au loin, situe l'autre là-bas, se situe par rapport à lui, et fait le choix de se déplacer pour le rencontrer. Ce n'est qu'une envie diffusée au départ qui semble se nourrir des pas faits par l'un vers l'autre, et vice versa. Chaque moment de cette formation s'est coconstruit dans ce mouvement, dans cet étayage. Se déplacer ensemble, sans cesse, se déplacer dans un cadre précis, jalonné par la littérature mais sans contrainte et dans le plaisir de s'allier et de découvrir ce petit supplément d'âme qui surgit au détour de cette rencontre. L'engagement dans l'envie d'aller plus loin, et cette fois du même point de départ. Il y a alors, comme une évidence, l'objectif du collectif serait d'enrichir les visions, les pratiques et la diversité de nos représentations. Loin de s'opposer, il vient se nourrir pour nous permettre de regarder plus loin, ensemble.

Références

Baudot, S., Huart, F. (2011). La pédagogie émancipatrice comme fondement de la formation ISCO. Dans La formation, un laboratoire pour l'action collective, Actes de la journée d'étude du CIEP du 01 octobre 2011.

Bronfenbrenner, U. (1979). The ecology of human development: experiments by nature and design. Mass: Harvard University Press.

Delvaux, V. Et Delvaux, E., (2012) *Evaluer l'émancipation dans une formation ; le cas de l'ISCO* . Le grain. Atelier de pédagogie sociale [en ligne] www ://legrainasbl.org

Elkaïm, M. (1995). *Panorama des thérapies familiales*, Seuil.

Ekman, P. (2003). *Emotions revealed.* Times books.

Hall, E. T. (1969). *The hidden dimension.* Anchor books.

Kolb, D. (1984). *Experiential learning.* Englewood Cliffs, Prentice Hall.

Mirkes, M. (2011). L'éducation permanente, un concept aux multiples facettes. Dans Baudot et Huart, Regards croisés sur l'éducation permanente, de 1921 à 1976, éd. Evo, 96.

Ordre des travailleurs sociaux et des thérapeutes conjugaux et familiaux du Québec, Le travail social de groupe : une pratique essentielle. Dans Le travail social dans tous ses états.

Paul, M. (2004). L'accompagnement : une posture professionnelle spécifique. L'Harmattan.

Winnicott, D. W. (1971). Jeu et réalité. L'espace potentiel, Gallimard.

Chapitre 6

Margarita Moraitou

Transmission des connaissances et de l'expérience : la participation grecque au programme européen TuTo+

Introduction

TuTo+ est un programme européen Erasmus+ consacré au processus de tutorat fondé sur le développement des compétences des professionnels juniors, en psychiatrie et santé mentale. Les objectifs de TuTo+ sont liés à la formalisation et à la professionnalisation du tutorat des collaborateurs juniors en santé mentale afin d'élever leur niveau de compétence. Dans ce contexte, la transmission des connaissances formelles et informelles des formateurs aux stagiaires peut être considérée comme la pierre angulaire de la formation professionnelle proposée dans le cadre de ce programme. Cette formation permet aux professionnels juniors en santé mentale de disposer de différents types de connaissances acquises lors des échanges réalisés, tout en mettant en œuvre les actions du programme. La transmission des connaissances dans ce contexte européen suit deux directions. La première concerne le transfert de connaissances et d'expérience du niveau européen vers le niveau national, c'est-à-dire des professionnels de la santé mentale participant à TuTo+ et provenant de différents pays européens vers les professionnels de chaque pays participant. La deuxième direction fait référence à un cursus inversé, en l'occurrence le transfert de connaissances et d'expériences des professionnels de chaque pays vers ceux issus d'autres pays européens.

Ce texte se concentre sur la transmission des connaissances et de l'expérience pendant la mise en œuvre du programme TuTo+ en utilisant, comme exemple, le cas des participantes grecques. Pour traiter ce sujet, le texte se réfère aux idées, opinions et évaluations incluses dans le matériel de recherche d'une étude qualitative réalisée à l'automne 2020. Cette étude visait à examiner la transmission des connaissances et de l'expérience en suivant les deux directions précitées et en reliant le niveau européen au niveau national et inversement. Elle a également mis l'accent sur le contenu et les formes des connaissances et de l'expérience transmises. En outre, cette étude a tenté de déterminer si ces connaissances et expériences transmises ont été utiles aux professionnelles grecques, lorsqu'elles sont revenues travailler en Grèce. Enfin, le périmètre de cette étude portait aussi sur la transcription des évaluations et les opinions des jeunes professionnels concernant la contribution de TuTo+ au développement de leur formation professionnelle et au changement de leurs pratiques professionnelles. Tout en considérant le cas des participantes grecques, ce texte aborde donc aussi la question de savoir si les objectifs de TuTo+ sont atteints au niveau national, à l'échelle du pays. Le groupe de recherche interrogé comprenait l'ensemble des jeunes professionnelles grecques de la santé mentale qui ont participé à ce programme, soit six personnes, toutes sondées à l'aide d'un guide d'entretien semi-directif sur différents aspects de la transmission des connaissances et de l'expérience. L'analyse du matériel recueilli a été thématique et s'est articulée autour de quatre thèmes principaux :

1. Les motivations et les attentes concernant la participation au projet TuTo+ ;

2. La transmission des connaissances et de l'expérience du niveau européen au niveau national ;

3. La transmission des connaissances et de l'expérience du niveau national au niveau européen ;

4. Les opinions et les évaluations sur cette transmission.

1. Caractéristiques sociales des professionnelles interrogées

Les professionnelles de la santé mentale interrogées sont âgées de 26 à 36 ans. Leurs études de premier cycle portent sur un large éventail de domaines scientifiques directement ou indirectement liés à la santé mentale. Deux d'entre elles sont psychologues, tandis que les autres se répartissent dans diverses branches professionnelles de ce domaine : assistante sociale, sociologue, orthophoniste, institutrice. Les études post-universitaires de ces professionnelles couvrent un large éventail de spécialisations scientifiques : développement et apprentissage de l'enfant, éducation spécialisée, thérapie en clinique familiale, thérapies par l'art, droits humains et exclusion sociale. Les jeunes professionnelles interrogées travaillent pour deux organisations de santé mentale, en l'occurrence Kepsipi[1] ou Epapsy[2]. Trois d'entre elles travaillent uniquement pour Kepsipi, l'une coopère avec les deux organisations, tandis que les autres collaborent avec Kepsipi et d'autres organismes ou institutions d'enseignement, centres de réinsertion psychosociale des adultes.

On peut noter que ces jeunes professionnelles peuvent être réparties en deux catégories : celles qui ont un profil professionnel explicite dans le domaine de la santé mentale (la psychologue et l'assistante sociale) et celles qui acquièrent ce profil progressivement, à travers leurs études de troisième cycle, leur activité professionnelle au sein d'organisations de santé

---

[1] Le Centre de soutien psychologique et pédagogique (Κε.Ψυ.Π.Υ. - Kepsipi), fondé en 1989, est un centre privé offrant des services de diagnostic, de soutien et de réhabilitation aux adultes, aux adolescents et aux enfants. Parallèlement à son travail clinique, il convient de souligner la contribution du Κε.Ψυ.Π.Υ. à l'expansion théorique et au traitement méthodologique des questions de santé mentale.

[2] L'Association pour le développement régional et la santé mentale - EPAPSY, fondée en 1988, est une organisation non gouvernementale à but non lucratif, qui opère dans le domaine de la réhabilitation psychosociale et de la promotion de la santé mentale. Elle opère sous la supervision du ministère de la Santé, mais fonctionne sous un régime de droit privé, en tant qu'organisme public.

mentale et diverses formations : assistante sociale, sociologue, orthophoniste (Moraitou, 2017). En d'autres termes, le groupe de participantes grecques à TuTo+ comprenant différentes catégories de professionnels de la santé mentale était plutôt hétérogène.

2. Motivations et attentes des professionnelles concernant leur participation

Les jeunes professionnelles ont été informées de l'existence de TuTo+ par des collègues travaillant dans la même organisation de santé mentale. Deux d'entre elles avaient cependant participé au premier programme de formation TuTo et avaient accès immédiat à toutes les informations pertinentes.

Les motivations de toutes les jeunes professionnelles pour participer au programme TuTo+ s'avéraient multiples. Elles étaient toutes désireuses de voyager pour des raisons professionnelles et de rencontrer autre chose que ce qu'elles connaissaient déjà. Elles étaient intéressées par l'acquisition de nouvelles connaissances et expériences concernant la manière dont les professionnels de la santé mentale d'autres pays européens et de cultures différentes travaillent sur le terrain. Dans un seul cas, le motif de la participation à TuTo+ était la formation au tutorat. En outre, pour la plus jeune d'entre elles, le fait de voyager à l'étranger pour la première fois revêtait une motivation importante. Les deux professionnelles qui avaient participé au premier programme TuTo avaient une motivation supplémentaire : le désir de poursuivre la coopération fructueuse avec les collègues étrangers qu'elles avaient rencontrés lors de la mise en œuvre du premier TuTo.

Les attentes des jeunes professionnelles au début de TuTo+ étaient variées. Trois tendances se dégagent. Certaines de ces professionnelles ne parvenaient pas à définir leurs attentes. D'autres ont identifié leurs attentes avec leurs motivations, comme décrit ci-dessus. Mais, seules deux d'entre elles aspiraient à acquérir de nouvelles compétences sur le tutorat afin de pouvoir transmettre leurs connaissances et leurs expériences à d'autres collègues novices. C'est la raison pour laquelle ces professionnelles aspiraient une formation plus pratique sur le tutorat.

De ce fait, le groupe de professionnelles grecques de la santé mentale considérait TuTo+ principalement comme une opportunité d'avoir un accès direct aux connaissances et à l'expérience provenant d'organisations européennes du domaine de la santé mentale. Elles semblent avoir accordé moins d'importance à l'apprentissage des techniques de tutorat.

3. Transmission des connaissances et des expériences : du niveau européen au niveau national

Le programme TuTo+ a largement mis l'accent sur la communication et l'échange entre les participants venant de différents pays européens. Les professionnelles grecques de la santé mentale ont ainsi eu l'occasion d'acquérir de nouvelles connaissances et expériences qui leur ont été transmises par les partenaires, des professionnels d'autres pays.

Stricto sensu, les connaissances et l'expérience qui leur ont été transmises avaient trait au tutorat, qui est le cœur du programme TuTo+. Quatre professionnelles interrogées ont décrit les nouvelles connaissances acquises comme faisant référence au contexte théorique du tutorat, ainsi qu'à ses principes. L'accent a également été mis sur la relation établie entre le tuteur et l'apprenant, ainsi que sur les moyens par lesquels les connaissances et l'expérience peuvent être transmises d'un professionnel de la santé mentale plus âgé à un plus jeune. En parallèle, ces professionnelles ont souligné que les formateurs de TuTo+ les ont formées au tutorat avec zèle et enthousiasme, leur offrant un bon exemple de transmission du savoir.

Dans le contexte du programme TuTo+, il y a toutefois aussi eu une transmission de connaissances et d'expérience *lato sensu*, au-delà de l'objet du tutorat. En ce sens, les nouvelles connaissances et expériences pourraient être considérées, comme l'a déclaré une professionnelle grecque, comme des nouvelles ressources utilisées avec des professionnels venant d'autres pays européens et toute expérience dans le cadre de ce programme.

Les nouvelles connaissances qui leurs ont été transmises, selon trois professionnelles grecques, avaient trait à la manière dont les professionnels de la santé mentale de différents spécialisations exercent leur profession dans diverses organisations et structures d'autres pays européens. En outre, les nouvelles connaissances acquises dans le cadre de ce programme ont été identifiées par une autre professionnelle comme une sorte de connaissance de soi, car elles l'ont aidée à découvrir des aspects inconnus d'elle-même et à adopter une nouvelle manière de considérer son identité professionnelle.

Dans le cadre de TuTo+, la transmission des connaissances et de l'expérience a été organisée par les partenaires de deux manières : des présentations théoriques sur le tutorat ont été suivies d'exercices appelant les stagiaires à se rappeler et à se référer à des expériences personnelles. Comme l'ont déclaré les professionnelles du groupe grec, ces exercices ont présenté beaucoup plus d'intérêt que la partie théorique de la formation. Par ce biais, elles sont entrées en contact avec l'expérience différente et multiforme sur les questions de santé mentale qui leurs a été transmises par des professionnels d'autres pays européens partenaires.

La formation sur le tutorat leur a permis d'acquérir des compétences qui pourraient être utilisées pour former les jeunes professionnels accueillis dans les organisations pour lesquelles elles travaillent. Certaines concernent la manière d'organiser et de créer un réseau entre le tuteur et les stagiaires, d'organiser un agenda pour les réunions avec les stagiaires, d'utiliser des outils comme les interviews, d'encourager le dialogue et l'échange de vues entre les stagiaires, etc. Pour le moment, ces compétences ne peuvent pas être utilisées par les quatre professionnelles qui n'ont pas assumé un rôle éducatif. Au contraire, elles semblent être plus utiles aux deux professionnelles qui travaillent dans des organismes de santé mentale accueillant des étudiants et des bénévoles et qui assument de temps à autre des rôles éducatifs ; ce sont ces professionnelles qui, à l'issue de la formation sur le tutorat, se demandent comment mettre en pratique les connaissances acquises pour former des étudiants et des bénévoles. De manière générale, il convient de noter que, bien que les connaissances et l'expérience transmises aux jeunes professionnelles du groupe grec n'aient pas enrichi le cœur de leur formation professionnelle préexistante en tant que telle, elles leurs ont donné l'occasion d'identifier les manières dont les stagiaires peuvent évaluer le processus d'enseignement et communiquer avec des professionnels qui ne parlent pas nécessairement un langage commun.

En ce qui concerne les pratiques professionnelles, les formations et les échanges réalisés dans le cadre de TuTo+ ont offert aux professionnelles grecques l'opportunité d'être informées des pratiques professionnelles adoptées par leurs collègues étrangers et des nouvelles façons de collaborer avec eux. Mais les connaissances et expériences qui leurs ont été transmises n'ont pas influencé leur pratique professionnelle, car elles n'ont pas eu suffisamment de formation pour pouvoir les mettre en pratique.

La transmission des connaissances et de l'expérience du niveau européen au niveau national, dans le cas des participantes grecques au programme TuTo+, ne s'est donc pas limitée au tutorat : elle s'est étendue à l'expérience et aux connaissances générales que les professionnels de la santé mentale acquièrent en travaillant dans diverses organisations et structures à travers l'Europe.

4. Transmission des connaissances et de l'expérience : du niveau national au niveau européen

La transmission des connaissances et de l'expérience dans le contexte de TuTo+ a également suivi la direction opposée puisque les jeunes professionnelles de la santé mentale du groupe grec y ont apporté leur propre contribution. Elles ont, en effet, transmis à leurs collègues venant d'autres pays européens des expériences liées à leurs activités professionnelles en Grèce. Il faut toutefois noter que les professionnelles grecques interrogées ont eu des difficultés à répondre spontanément aux questions posées à cet égard. Elles ne semblaient pas avoir réfléchi au rôle qu'elles ont joué dans la transmission des connaissances liées à l'expérience grecque. Au cours de l'entretien, elles se sont demandées si et comment elles avaient contribué à la transmission des connaissances et de l'expérience du niveau national au niveau européen.

Le groupe grec, comme l'ont souligné deux jeunes professionnelles, a rappelé aux participants étrangers de TuTo+ l'importance des sentiments dans le processus de tutorat. Dans le contexte de la relation établie entre le tuteur et l'apprenant, ces deux professionnelles grecques ont souligné le rôle des sentiments du tuteur. Elles ont également déclaré que l'utilisation des sentiments, qui est une question de culture, devrait être considérée comme une compétence supplémentaire parmi celles nécessaires à un tuteur. De plus, les jeunes professionnelles du groupe grec ont présenté à leurs collègues étrangers leurs méthodes de travail dans le contexte des organisations grecques spécialisées dans les problèmes de santé mentale. Ayant diverses spécialisations, comme nous l'avons déjà noté, et travaillant dans différents secteurs des structures de santé mentale, les connaissances et l'expérience qu'elles ont transmises couvraient une partie importante du domaine de la santé mentale, au-delà des hôpitaux psychiatriques.

La manière dont les professionnelles grecques ont transmis les connaissances précitées à leurs collègues étrangers était la même que celle utilisée pour la transmission de connaissances du niveau européen au niveau national. Tel que mentionné, la formation sur le tutorat s'est appuyée sur des présentations et des auto-présentations, des exercices, des discussions, des échanges d'expériences en groupe et l'utilisation de la vidéo. À travers tous ces modes de transmission, les professionnelles grecques ont expliqué comment elles exercent leur profession dans le domaine de la santé mentale. Comme l'a souligné l'une d'entre elles, l'enthousiasme et la vivacité de la présentation ont joué un rôle très important dans cette transmission.

Il a été assez difficile pour les professionnelles grecques de répondre à la question relative aux connaissances et l'expérience « utiles » qu'elles ont transmises à leurs collègues étrangers. En ce qui concerne le tutorat, les professionnelles grecques supposent que l'expérience grecque pourrait aider leurs collègues étrangers à accroître leur empathie envers les apprenants et à améliorer la collaboration avec eux. Elles considèrent, en outre, que les connaissances qu'elles ont transmises ont montré ce que la différence de culture (mentalité professionnelle, organisation des soins, rôle professionnel) implique pour le domaine de la santé mentale en Grèce. Par conséquent, ces connaissances pourraient offrir aux professionnels d'autres pays l'opportunité d'élargir leur façon d'aborder la santé mentale et les pratiques professionnelles dans ce domaine.

En bref, la transmission des connaissances et de l'expérience du niveau national au niveau européen, dans le cas grec, ne se référait pas seulement au tutorat, mais aussi à l'expérience professionnelle des participantes grecques au sein des organisations et des structures du domaine de la santé mentale pour lesquelles elles travaillent.

5. Évaluation finale de la transmission des connaissances par les professionnelles

Les attentes des professionnelles grecques à l'égard de TuTo+ ont été dépassées, car l'expérience s'est révélée beaucoup plus intéressante qu'elles l'anticipaient au départ.

Parmi les caractéristiques importantes de ce programme, on peut citer une pédagogie d'enseignement vivante, une interaction et un échange riches et une coexistence humaine agréable. Toutes les professionnelles de la santé mentale du groupe grec ont évalué positivement la transmission des connaissances et de l'expérience du niveau européen au niveau national. Comme indiqué, les connaissances et l'expérience qui leurs ont été transmises ont dépassé l'objet du programme TuTo+ ; outre les techniques éducatives relatives au tutorat, ces professionnelles ont rencontré la variété des institutions et organisations de santé mentale en Europe, ainsi que la différenciation des pratiques professionnelles en fonction de la multiplicité des cultures. De plus, il faut noter que la formation sur le tutorat n'a pas été utilisée et appliquée en tant que telle par ces professionnelles dans leur travail, en Grèce. Elle a juste servi à leur ouvrir l'esprit sur de nouvelles connaissances, sur la coopération, sur la créativité dans le métier et le sens de la communauté. En ce qui concerne la transmission des connaissances et de l'expérience du niveau national au niveau européen, les professionnelles grecques de la santé mentale déclarent simplement qu'elles ont essayé de faire de leur mieux sans se référer à d'autres détails.

Si les professionnelles grecques devaient participer à un nouveau programme de ce type, elles souhaiteraient que le comité de coordination prenne en considération certaines remarques issues de leur participation au programme TuTo+. En ce qui concerne la partie théorique de la formation, les organisateurs devraient essayer de décrire de manière plus explicite les étapes à suivre pendant le processus de tutorat, ainsi que de se référer davantage à des cas cliniques. Dans le même temps, la partie pratique de cette formation devrait être enrichie par des visites de structures de santé mentale, tandis que l'ensemble de la formation devrait intégrer de nouvelles idées sur le domaine de la santé mentale. Tout l'effort de transmission des connaissances et de l'expérience dans le contexte d'un nouveau programme devrait sérieusement prendre en compte le problème de la traduction, car les barrières linguistiques pourraient inhiber la communication et l'échange entre les formateurs et les stagiaires venant de différents pays européens.

Conclusion

Comme l'a montré la recherche qualitative sur la transmission des connaissances et de l'expérience, la réalisation des objectifs de TuTo+ dans le cas grec est certes à discuter. Selon les réponses données par les jeunes professionnelles grecques interrogées, la formation sur le tutorat, n'a pas pu conduire à la formalisation et à la professionnalisation du tutorat des collaborateurs novices en santé mentale pour diverses raisons. L'une d'entre elles, mentionnée ci-dessus, est que même si tous les stagiaires n'assument pas de rôles pédagogiques sur leur lieu de travail pour le moment, cela ne signifie pas qu'ils ne pourraient pas le faire à l'avenir. Une autre raison est que, en raison des problèmes financiers qui empêchent le renouvellement du personnel, le personnel scientifique existant doit couvrir les besoins quotidiens présentés dans les organisations et les structures de santé mentale qui vont bien au-delà de leur spécialisation (Moraitou, 2017). Dans ces conditions, il est plutôt difficile de parvenir à la formalisation et à la professionnalisation. On pourrait dire que TuTo+ a ouvert une nouvelle voie pour les jeunes professionnelles grecques en santé mentale. Une voie qui pourrait conduire à une intégration plus systématique du tutorat dans le domaine de la santé mentale en Grèce. Il serait, bien sûr, très intéressant de poursuivre cette approche sur la transmission des connaissances et de l'expérience en comparant l'évaluation des participantes grecques du programme européen TuTo+ à celle des participants venant d'autres pays européens.

Références

Cloutier, E., Ledoux, E. et Fournier, P.-S. (2012). *Knowledge Transmission in Light of Recent Transformations in the Workplace*. Industrial Relations, vol 67, 2, 304–324.

Dalkir, K. (2010). La continuité du savoir : préservation et transmission du savoir dans le secteur public. Télescope, vol. 16, 1, p. 146-167.

D'Amour, D., Ferrada-Videla, M., San Martin Rodriguez, L. and Beaulieu, M.D. (2005). *The conceptual basis for interprofessional collaboration: core concepts and theoretical frameworks*. Journal of Interprofessional Care, 19, 1, 116-31.

D'Amour, D. et Oandasan, I. (2005). Interprofessionality as the field of interprofessional practice and interprofessional education: an emerging concept. Journal of Interprofessional Care, 19, 1, 8-20.

Lambooy, J. (2004). The transmission of knowledge, emerging networks, and the role of universities evolutionary approach. European Planning Studies, 12, 5, 643-657.

Moraitou M. (2017). Trajectoires des psychologues et travail dans des unités de rééducations en Grèce. Dans Fond-Harmant L., Deloyer J. (2017). Emploi, Formation et Tutorat en santé mentale. (pp.99-114). L'Harmattan.

Meredith, G P. (1951). *The transmission of knowledge*, British Journal of Psychology, Vol. 42, Iss. 4, 322-336.

Small, W. (2014). *The transmission of skill.* Philosophical topics, vol 42, n°1, 85-111.

Staffoni, L., Schoeb, V., Pichonnaz, D., Bécherraz, C. Knutti, I. et Bianchi, M. (2017). Collaboration interprofessionnelle : comment les professionnelles de santé interagissent-elles en situation de pratique collaborative ? Kinésithérapie, 17, 184.

Staffoni, L., Schoeb, V., Pichonnaz, D., Bécherraz,C. Knutti, I. and Bianchi, M. (2017). Learning from each other. The transmission of knowledge as a form of high-level collaboration.

Chapitre 7

Gabriela Kelemen

La trajectoire transformatrice du réseau de santé mentale en Roumanie

Introduction

Compte tenu de l'évolution des services de santé mentale en Europe, les spécialistes ont dû développer de nouvelles compétences concernant l'approche sociale intégrée du patient. Cela a conduit à une multiplication des projets européens de recherche et d'innovation dans le domaine de la santé mentale. La Roumanie est partenaire de ces projets par l'engagement de l'université Aurel Vlaicu d'Arad.

Le programme de formation TuTo a été mené en deux phases, TuTo (2014-2017) et TuTo+ (2018-2021), sur une période de six ans. Au cours de cette période, les professionnels roumains ont pu participer à un programme international de tutorat de psychiatrie et de santé mentale.

L'entrée de la Roumanie dans l'Union européenne lui a offert de nouvelles opportunités de développement, en collaborant à des projets internationaux. Cela a conduit à de réels progrès dans la formation de spécialistes dans le domaine du travail social et de l'intervention médicale.

La mission générale de ce projet est de créer un réseau viable de services de soutien pour des bénéficiaires, de plaider pour la réduction des inégalités en matière de santé et d'améliorer l'accès aux services de santé mentale. Un accent particulier a été mis sur l'évaluation initiale, qui oriente les utilisateurs vers les services appropriés. La ligne directrice consiste à améliorer la qualité des soins prodigués aux personnes atteintes de diverses maladies mentales (Evans-Lacko et al., 2010).

1. Incursion dans l'histoire du réseau roumain de psychiatrie : un point de vue réflexif

La psychiatrie et la prise en charge des malades mentaux, sont apparues apparue en Roumanie au Moyen Âge, à proximité des monastères. En 1839, le premier hôpital psychiatrique de Roumanie ouvre ses portes à Bucarest (Brânzei et Nathanson, 1981).

En 1890, le premier hôpital psychiatrique moderne de Roumanie est construit à Craiova (Chirita et Chirita, 2006).

En 1989, le sujet de la psychiatrie était considéré comme un tabou. La période du communisme en Roumanie (1948-1989) a été marquée par plusieurs étapes historiques, caractérisées par des éléments spécifiques, au cours desquelles la psychiatrie a été politisée au sens de l'idéologie communiste et soumise à celle-ci (Cucu et al., 2011 ; Cucu, 2005 ; Denize et Mata, 2005 ; Roske, 2012).

L'ère communiste a impliqué divers aspects liés à la santé mentale notamment : la politique de l'extermination sociale et la[1] création de camps pour enfants orphelins ou handicapés à Ghiorac, dans le département de Bihor. Pendant la période communiste, il est devenu tristement célèbre pour ses conditions d'hébergement inhumaines.[1]

Au début des années 1970, les centres de soins ambulatoires et de santé mentale communautaires aux États-Unis ont été étudiés et pris comme exemple dans le monde entier. A Timişoara, dans un département de l'ouest de la Roumanie, la psychiatrie communautaire s'est développée à un niveau

---

[1]https://www.filmedocumentare.com/cighid;
https://stirileprotv.ro/romania-te-iubesc-chighid

international. Le centre thérapeutique disposait d'une équipe mixte de spécialistes, qui s'occupaient des personnes atteintes de troubles mentaux. L'équipe était composée de psychiatres, d'infirmiers, d'assistants médicaux, de psychologues et d'assistants sociaux. Les soins aux patients étaient dispensés sur une base mensuelle par le service ambulatoire du centre et pouvaient être intégrés dans des programmes de resocialisation. Les problèmes sociaux du patient au sein de sa famille ou sur son lieu de travail, ainsi que les problèmes juridiques, étaient gérés par l'assistant social, en collaboration avec un conseiller juridique et un sociologue. La resocialisation du patient se faisait par le biais d'activités telles que la musique, la danse, les excursions, le club littéraire, les activités sportives, l'ergothérapie, les ateliers d'arts plastiques (peinture, théâtre, artisanat, poterie) ou encore l'artisanat (menuiserie, assemblage de pièces industrielles). Toutes ces activités étaient réalisées dans le cadre du centre de santé mentale, en collaboration avec la clinique psychiatrique et le centre de soins de jour. Les activités étaient subventionnés par l'État pour les patients psychiatriques sévères, qui ne pouvaient pas être admis dans une unité publique. Des activités sportives thérapeutiques étaient organisées sous forme de jeux récréatifs (volley-ball, tennis, football, échecs) entre les patients hospitalisés, les patients ambulatoires et l'équipe médicale (médecins, infirmiers et assistants médicaux). Toutes ces activités avaient pour but de contribuer à l'intégration et à l'inclusion des individus dans la société.

Entre 1970 et 1980, la psychiatrie communautaire ne s'est pas développée uniformément dans notre pays, l'ouest de la Roumanie recevant plus de soutien et de consolidation dans ce domaine de la part de la faculté de médecine, par l'intermédiaire du docteur Mircea Lăzărescu, professeur en psychiatrie. L'expérience du département de psychiatrie de l'université de Médecine et de Pharmacie de Timişoara montre que dans le cadre des maladies psychiatriques graves, un diagnostic et une médication précoces, ainsi qu'une attitude démocratique envers le patient et diverses interventions psychosociales qui incluent le patient et sa famille, parviennent à effacer les stigmates. Le patient en rémission deviendrait un co-thérapeute pour de nouveaux groupes de patients subaigus. La thérapie par la danse ou le sport en groupes mixtes, comprenant des thérapeutes et des patients, qui a été pratiquée à la clinique psychiatrique de Timişoara, sous la coordination du professeur Lăzărescu, s'est avérée fructueuse. Elle figurait parmi les premières tentatives de thérapie sociale et de psychiatrie pédagogique en Roumanie. Ces formes thérapeutiques innovantes, associées à une psychopharmacologie spécifique, ont aidé les patients à se réintégrer dans la vie communautaire et à être fonctionnels pendant de longues périodes, avec une réduction de la récidive de décompensation mentale. La maladie psychiatrique a ainsi été ramenée au niveau des maladies chroniques et assimilée au diabète de type II, par exemple. Cela a réduit la stigmatisation sociale envers ce type de patients, en changeant progressivement la perception collective de la personne atteinte de troubles mentaux. Comme l'a préconisé le professeur Lăzărescu, la thérapie des patients psychiatriques est fermement ancrée dans l'esprit collectif et dans la période historique qui définit la société dans laquelle nous vivons, notre mode de vie, nos conceptions anthropologiques et culturelles de l'être humain (Lăzărescu, 2013).

Les départements de psychiatrie des hôpitaux unifiés, dans les hôpitaux généraux, ont été créés durant la période 1965-1975. Cependant, le rôle du psychiatre en tant que spécialiste de liaison qui peut être consulté, dans le cas d'un patient psychiatrique, par des spécialistes de toute autre spécialisation à laquelle le patient fait appel dans le cadre de ses besoins en matière de soins de santé, n'est officialisé en Roumanie qu'après les années 2000, bien que des initiatives aient été amorcées dans les hôpitaux de Roumanie occidentale depuis 1980.

En 1990, Giovani Boria, professeur à l'école de Milan, jette les bases de l'École roumaine de psychodrame en suivant la méthode classique de Moreno, le père du psychodrame, né en Roumanie. En pratiquant des rôles de vie, la capacité au réseautage social augmente. Ce type de thérapie a également une utilité professionnelle ; il ne s'agit pas seulement d'une approche thérapeutique pour les personnes atteintes de troubles mentaux.

En 1990, dans l'ouest de la Roumanie, à l'université de Médecine et de Pharmacie de Timişoara, la clinique de pédopsychiatrie et de neuropsychiatrie établit la thérapie familiale systémique, par l'intermédiaire du professeur Mircea Tiberiu. Cette thérapie repose sur la théorie selon laquelle la vie quotidienne de la cellule familiale est basée sur les interactions de modélisation mutuelle qui se produisent au sein de cette même famille entre les parents et les enfants ; des relations qui sont diluées dans la famille élargie. Celles-ci sont particulièrement importantes pour la santé des générations futures, car le modèle éducatif et culturel dans lequel les parents ont grandi est appliqué à leurs enfants qui, à leur tour, le transmettent et l'appliquent à leurs propres enfants. Cette transmission longitudinale et transgénérationnelle du modèle comportemental parental explique l'apparition de syndromes psychiatriques, comme symptômes des dysfonctionnements relationnels entre les générations d'une même famille. C'est pourquoi, pour être efficace, la thérapie de l'enfant doit être systémique et concerner toute la famille (Lăzărescu, 2013).

En 2006, le gouvernement roumain a élaboré un plan d'action sur les services communautaires de santé mentale, par le biais du Centre national de santé mentale (Baban, Craciun, Balazsi, Ghenea et Olsavszky, 2007). Une plateforme numérique a été développée dans le cadre d'un projet européen en partenariat avec les Pays-Bas. Celle-ci fournit des informations utiles à toutes les personnes intéressées par la psychiatrie communautaire (Lăzărescu, 2013).

En 2010, la psychiatrie sociale se développe en Roumanie, sur la base des théories et des pratiques du professeur américain d'origine roumaine, Eliot Sorel (Lăzărescu, 2013).

Le troisième millénaire attire de plus en plus notre attention, en tant que spécialistes, non seulement sur la maladie mentale, mais aussi sur le patient psychiatrique et sa qualité de vie. La stratégie roumaine en matière de politique de santé mentale prévoyait qu'en 2020, les services psychiatriques deviendraient essentiellement communautaires, avec le développement du réseau de soutien psychosocial. À cet égard, l'assistant social identifie, dans le champ social de l'utilisateur, les individus bénéficiaires d'un soutien psychosocial et économique. Ce soutien peut provenir de la famille nucléaire ou élargie de l'utilisateur, de son groupe d'amis ou de son groupe communautaire, pour autant que ces personnes soient en mesure de lui apporter des soins quotidiens, une aide et un soutien pour les activités journalières ou en période de crise. Tout au long de l'histoire de la psychiatrie, la thérapie sociale a montré une meilleure évolution dans le temps pour les patients psychiatriques sévères qui bénéficient aussi d'un soutien pharmacologique. Ces constatations dans le domaine de la pratique clinique de la psychiatrie communautaire et sociale corroborent la théorie de l'étiologie mixte de la maladie mentale, liée non seulement au déterminisme génétique du trouble et au substrat physiopathologique des neurotransmetteurs cérébraux, mais aussi à l'influence des facteurs environnementaux et sociaux comme déclencheurs ou agents décompensateurs d'un trouble mental.

L'intervention sociale a également été analysée quantitativement comme un élément de réduction du stress, de sorte qu'une augmentation de l'« expression émotionnelle », comme le montre Leff, a un effet bénéfique de réduction du tableau clinique et d'amélioration de la qualité de vie du patient psychotique, selon les études menées par le professeur Katsching à Vienne (Lăzărescu, 2013).

Toutes ces interventions médico-sociales ont jeté les bases d'une réforme de la psychiatrie roumaine, en mettant l'accent sur le suivi médical et l'accompagnement psychosocial de la personne atteinte de problèmes de santé mentale.

2. Le projet TuTo+, un projet innovant

Le projet européen TuTo+ est un projet qui comprend une trajectoire transformatrice ayant ouvert une perspective innovante pour la nouvelle génération de professionnels de la santé mentale. Il s'accompagne d'une expertise spécifique et précieuse pouvant jouer un rôle dans les politiques de santé mentale et le bien-être des utilisateurs (Hadlaczky et al., 2014).

Le projet TuTo+ favorise la coopération entre les établissements d'enseignement dans le cadre d'échanges de bonnes pratiques et de cours communs, contribuant au développement de syllabus éducatifs adaptés au personnel de santé et aux autres professionnels impliqués dans l'offre de services de santé mentale (Dewalt et al., 2004). Les objectifs du projet ont permis :

- l'amélioration du réseau des services de santé mentale et le renforcement des actions de prophylaxie et de prévention ;
- la promotion de la santé mentale et du bien-être ;
- la prévention des troubles mentaux et le soutien aux personnes atteintes de troubles mentaux ;
- la gestion de la transition entre les services de soins en institution et les modèles de soins communautaires ;
- la promotion de l'inclusion sociale des personnes atteintes de problèmes de santé mentale et la lutte contre la discrimination et la stigmatisation ;
- le développement des indicateurs de santé mentale.

L'université Aurel Vlaicu d'Arad, partenaire du projet, s'est pleinement impliquée dans la réalisation des objectifs de celui-ci en participant activement à toutes les activités du projet et en préparant et organisant des sessions de formation pour les professionnels de la santé mentale. Elle a également organisé des sessions de communications scientifiques, des publications, la diffusion de bonnes pratiques, un programme pour la semaine Erasmus+ avec des visites culturelles, des journées en centre de soins ou à l'hôpital, des explications sur les différents paramètres, des moments de tutorat et des mises en situation pratiques.

3. Le projet TuTo+ : une valeur ajoutée

Nous désirons mettre en évidence les aspects innovants du projet et le rôle de l'université Aurel Vlaicu dans la création des sessions de formation. Nous voulons aussi pointer la valeur du projet dans l'optimisation du curriculum et sa contribution à l'amélioration des compétences de la nouvelle génération de professionnels de la santé mentale et des assistants sociaux. Un regard réflexif sur l'histoire de la psychiatrie en Roumanie nous a éclairé pour comprendre le contexte actuel. La documentation historique reflète la situation jusqu'à la chute du communisme et l'évolution jusqu'à aujourd'hui. Elle mentionne les aspects positifs et les résultats obtenus en modernisant et en améliorant le secteur au niveau de sa superstructure, mais aussi en formant des professionnels, parallèlement à la libéralisation politique et sociale. Cette ouverture démocratique s'est accompagnée de nouvelles possibilités de libre développement et a favorisé l'accès à l'information, tandis que l'adhésion de la Roumanie à l'Union européenne a permis la participation à des projets européens. Ces projets contribuent largement au progrès social (Moscovici, 2011). Manifestement, des projets tels que TuTo+ contribuent résolument à la formation de la jeune génération de spécialistes (étudiants et professionnels) et apportent une valeur ajoutée grâce à l'échange de bonnes pratiques et à l'expérience des équipes pluridisciplinaires qui constituent les équipes de mise en œuvre des projets (Kutcher et al., 2015).

Par leur étude axée sur la recherche des stratégies les plus innovantes, ces équipes contribuent à l'amélioration des compétences et des qualifications. La formation des professionnels actifs dans le secteur du travail social et de l'intervention médicale pour les personnes atteintes de problèmes de santé mentale a connu de réels progrès, après la mise en œuvre des projets européens. Ces domaines soulèvent de nombreuses questions d'éthique et de responsabilité sociale (Hem et al., 2018). Le progrès social est déterminé par l'activité dans la vie sociale, car une société qui compte des individus en bonne santé est une société qui progresse. Une société responsable est attentive à la formation des professionnels dans tous les domaines d'activités et propose, de ce fait, une formation initiale et continue de qualité (Waller et al., 2018). Le facteur clé de cette équation est la formation. L'objectif principal d'une société qui aspire à une nation en évolution se concentre sur la formation, stimule le champ de préparation pour la prochaine génération et envisage l'avenir de façon stratégique. L'optimisation du domaine de la formation des futurs spécialistes de la santé mentale dépend de la manière dont les politiques éducatives visent à améliorer la formation des spécialistes et de la manière dont elles comprennent le contexte social et les implications psycho-socio-médicales (Maudsley, 2018).

Par leur mission de professionnalisation des spécialistes de la santé mentale, les projets européens, tels que le projet TuTo+, précisent les finalités, les objectifs et la population cible et définissent les priorités des bénéficiaires au travers d'un réseau de services communautaires de qualité (Schillinger, 2005). Ces dernières années, le secteur de la santé mentale à travers l'Europe s'est davantage attelé à adapter le système éducatif en santé mentale aux exigences européennes pour la formation initiale et le développement professionnel continu dans le système social et médical, et ce par le biais de la professionnalisation de la formation théorique et pratique et de la sensibilisation prosociale (Jorm et al., 2012). La formation des professionnels de la santé mentale, se poursuivra tout au long de leur vie (Perrenoud, 1993).

4. Le projet TuTo+ : un projet stratégique

Les projets européens constituent une forme importante de formation pour les professionnels dans divers domaines. Le projet TuTo+ est un projet qui a déjà démontré sa valeur ajoutée au travers de ses objectifs : assimiler, développer et améliorer les compétences des spécialistes actifs dans le domaine de la santé mentale par le biais d'interactions théoriques et pratiques. Le projet visait à apporter une valeur ajoutée à la formation des spécialistes de la santé mentale *via* des sessions de formation transnationales basées sur l'étude de la littérature la plus récente, la diffusion des bonnes pratiques rencontrées par les spécialistes au cours de leurs activités dans les pays partenaires et l'assimilation des compétences théoriques et pratiques. La ligne directrice consiste à améliorer la qualité des soins prodigués aux personnes atteintes de diverses maladies mentales (Evans-Lacko et al., 2010). Le projet contribue à la densification et à la diversification des réseaux de services pour les personnes atteintes de problèmes de santé mentale, à la bonne compréhension des besoins des patients et à la connaissance des services existants dans la communauté ; des services qui peuvent avoir une pertinence immédiate pour l'intervention (Castillo et al., 2019).

La connaissance, l'attention et la sensibilité du professionnel par rapport aux problèmes des utilisateurs dans le cadre de la méthodologie de mise en œuvre du projet préfigurent les interactions futures et sont donc considérées comme étant de la plus haute importance pour le succès d'une intervention (OMS, 2004). L'accès des patients aux services par le biais de l'informatisation, sous différentes formes, parvient à contrecarrer la fragmentation du processus d'offre de services causée par les obstacles formels. Des objectifs tels que l'établissement de la relation d'aide, l'évaluation initiale, l'intervention en situation d'urgence et de crise, la promotion de l'autonomie du bénéficiaire et la capacité à adapter les ressources aux besoins sont des compétences essentielles pour un professionnel compétent (Fredheim et al., 2011). Un accent particulier a été mis sur l'évaluation initiale, sur la base de laquelle les utilisateurs sont orientés vers les services correspondant à leur problème de santé. À l'issue de l'évaluation initiale, l'utilisateur est dirigé vers l'un des services existants du réseau. On procède ensuite à une évaluation approfondie et détaillée dans le cadre du processus d'intervention spécialisé. Cette évaluation est définie par le concept pluridimensionnel d'« évaluation fonctionnelle » et exhaustive et inclut des informations du point de vue de la famille, des ressources individuelles et de l'environnement social (Ahmed et al., 2015).

Cette évaluation est axée sur le soutien au bénéficiaire dans le processus d'identification de ses capacités fonctionnelles, de ses compétences et de ses ressources, et pas seulement de ses dysfonctionnements et de ses handicaps, afin d'entamer l'intervention prophylactique. L'accent est mis sur le respect de l'éthique professionnelle et de la déontologie dans le processus décisionnel. Les informations mises en évidence par l'évaluation fonctionnelle doivent être utilisées en accord avec les utilisateurs en ce qui concerne les types de services requis et les activités que les patients peuvent réaliser pour obtenir les changements souhaités.

5. Le projet TuTo+ : son rôle dans l'optimisation du curriculum

La participation au projet TuTo+ en tant que partenaire représentait une opportunité majeure pour l'université Aurel Vlaicu d'Arad, qui a contribué à la mise en œuvre des objectifs visés (Kratt, 2018). Lors de la session de formation des professionnels actifs dans le domaine de la santé mentale dans les pays européens partenaires et directement impliqués dans la mise en œuvre du projet, nous avons pu vivre un échange de bonnes pratiques utiles à la fois pour les professionnels et pour les formateurs (Patel et al., 2014). Le curriculum selon lequel nous avons formé les participants se concentrait sur la combinaison de connaissances théoriques interdisciplinaires d'ordre médical, pédagogique, sociologique et psychologique. Des connaissances ont été formulées en termes de compétences professionnelles :

- acquérir de nouvelles compétences dans le domaine des soins aux personnes atteintes de maladies mentales ;
- développer les compétences professionnelles des professionnels de la santé mentale en fonction des nouvelles recherches ;
- appliquer les nouvelles tendances théoriques et pratiques ;
- mettre en œuvre les derniers acquis de la recherche scientifique, en tenant compte des aspects pratiques.

Au départ de ces orientations, l'objectif était d'améliorer la formation théorique et pratique des professionnels actifs dans le domaine de la santé mentale, en améliorant les compétences d'utilisation du langage conceptuel et d'application des théories essentielles dans le domaine de la psychologie sociale et en enseignant l'application des concepts et des paradigmes liés à la socialisation et au comportement prosocial par l'adaptation des connaissances spécialisées à la pratique sociale. Cette approche systématique visait à théoriser les concepts, mais surtout à exploiter diverses stratégies pédagogiques pour aider les spécialistes à appliquer les éléments théoriques de la prévention, de l'amélioration et de l'optimisation de l'intervention en santé mentale (Wilberforce et al., 2020).

En améliorant le curriculum d'intervention pluridisciplinaire d'un point de vue pédagogique, psychologique et sociologique, nous visions à optimiser le domaine d'action des personnes formées et les compétences transversales utiles dans les situations professionnelles.

Au cours de nos sessions de formation, co-conçues avec les partenaires, nous nous sommes attachés à mettre l'accent sur ce que la pédagogie considère comme des éléments clés de la formation de qualité de tout spécialiste, à savoir : la nécessité de développer certaines compétences transversales requises dans la vie sociale, comme notamment, le développement de la pensée critique et créative, la coopération et collaboration efficaces au sein des équipes de travail professionnelles, interdisciplinaires et spécifiques, la familiarisation avec les principales tendances et approches dans le domaine socio-médical et les principaux aspects de l'assistance médicale et sociale.

Toutes ces compétences entraînent l'amélioration de la formation professionnelle et le développement de nouvelles qualifications dans le domaine spécialisé : les aptitudes de conseil et les méthodes d'intervention spécialisées fournies par la famille ou par les institutions aident à développer des aptitudes de communication et les relations professionnelles avec les bénéficiaires et les autres acteurs sociaux impliqués.

Toutes ces compétences sont basées sur la littérature spécialisée, sur l'expertise et l'expérience de spécialistes dans des domaines pluridisciplinaires. Elles s'inspirent aussi d'aspects pratiques identifiés par des professionnels du domaine et des avis sous forme d'approches théoriques et pratiques (Biringer, Hartveit, Sundfør, Ruud, Borg, 2017). La mission générale du projet est de créer un réseau viable de services de soutien pour des bénéficiaires bien formés, de plaider pour la réduction des inégalités en matière de santé et d'améliorer l'accès aux services de santé physique et mentale. Le projet soutient des initiatives telles que le vieillissement sain et actif, la lutte contre la pauvreté et l'exclusion sociale, les politiques de la jeunesse axées sur l'éducation, la formation permanente et l'emploi.

Le projet TuTo+ défend une législation européenne qui préconise une meilleure qualité de vie, tout en respectant les droits sociaux fondamentaux, la protection sociale, la fourniture de services sociaux de qualité, et la défense des droits des bénéficiaires, y compris les patients atteints de troubles mentaux, favorisant ainsi le progrès social.

Conclusion

La Roumanie a fait l'expérience de la trajectoire transformatrice du réseau de santé mentale. En tant que partenaire du projet, l'université Aurel Vlaicu d'Arad s'est pleinement impliquée dans la réalisation de l'objectif du projet en participant activement à toutes les activités et en préparant et organisant des sessions de formation pour les professionnels de la santé mentale. La formation des professionnels de la santé mentale comporte une phase initiale, qui doit être poursuivie tout au long de leur carrière professionnelle (Perrenoud, 1993).

Le projet TuTo+ a ouvert une perspective innovante pour la nouvelle génération de professionnels de la santé mentale. Il a offert une expertise spécifique et précieuse qui peut être utilisée pour établir les politiques de santé mentale, pour le bien-être des utilisateurs. Le projet est également parvenu à améliorer le réseau des services de santé mentale, tout en formant les professionnels dans divers domaines.

Au cours de nos sessions de formation, nous nous sommes attachés à mettre l'accent sur la nécessité de développer des compétences transversales pour la vie sociale. Nous avons cherché à optimiser les compétences transversales des spécialistes grâce à un meilleur curriculum d'intervention pluridisciplinaire.

Références

Ahmed, A. O., Hunter, K. M., Mabe, A. P., Tucker, S. J. et Peter F. Buckley. (2015). *The Professional Experiences of Peer Specialists in the Georgia Mental Health Consumer Network.* Community Mental Health Journal, vol 51, 424–436.

Baban A., Craciun C., Balazsi R., Ghenea D. et Olsavszky V. (2007). *Romania: facing the challenge of translating research into practice – policy and partnerships to promote mental health among adolescents.* https://www.euro.who.int/__data/assets/pdf_file/0009/74772/Hbsc_Forum_2007_Romania.pdf.

Berkman, N. D., Sheridan, S. L., Donahue, K. E., et al. (2011). *Low health literacy and health outcomes: and updated systematic review.* Annals of Internal Medicine, 155, 2, 97–107.

Biringer, E., Hartveit, M., Sundfør, B., Ruud, T., Borg, M. (2017). *Continuity of care as experienced by mental health service users - a qualitative study.* BMC Health Services Research, 17, 763.

Brânzei, P.P., Nathanson, I.N. (1981). Le constructivisme tridimensionnel bio-psycho-social de l'école de Socola dans la perspective de la psychiatrie contemporaine. Acta Psychiatrica Belgica, vol 81, 5, 425-436.

Castillo, E. G., Ijadi-Maghsoodi, R., Shadravan, S., Wells, K. B. et al. (2019). *Community interventions to promote mental health and social equity.* Current Psychiatry Reports, 21, 5.

Evans-Lacko, S., Little, K., Meltzer, H., et al. (2010). *Development and psychometric properties of the Mental Health Knowledge Schedule.* The Canadian Journal of Psychiatry, 55, 7, 440–448.

Chirita V. et Chirita R. (2006). *The bio-psycho-social concept in the tradition of the "Socola" school of psychiatry",* Bridging Easterrn and Western Psychiatry, vol. IV, nr. 1, 2006.

Cucu, C. I., Marcu, D., Miclea, A. (2011). *« Represiunea psihiatrica in Romania comunista"*. Editura: Foaie Nationala.

Cucu, C.I. et Cucu, T. (2005). Psihiatria sub dictatură; o carte albă a psihiatriei comuniste româneşti, Piatra Neamţ.

Denize, E., Mata, C. (2005). *România comunistă.* Statul şi propaganda 1948-1953, Târgovişte, Editura Cetatea de Scaun.

Dewalt, D. A., Berkman, N. D., Sheridan, S., et al. (2004). *Literacy and health outcomes: a systematic review of the literature*. Journal of General Internal Medicine, 19, 12, 1228–1239.

Fredheim, T., Danbolt, L. J., Haavet, O. R., Kjønsberg, K. et Lien, L. (2011). *Collaboration between general practitioners and mental health care professionals: a qualitative study*, International Journal of Mental Health Systems, vol 5, 13.

Hadlaczky, G., Hökby, S., Mkrtchian, A., et al. (2014). Mental Health First Aid is an effective public health intervention for improving knowledge, attitudes, and behaviour: a meta-analysis. International Review of Psychiatry, 26, 4, 467–475.

Hem, M. H., Molewijk, B., Gjerberg, E., Lillemoen, L. et Pedersen, R. (2018). *The significance of ethics reflection groups in mental health care: a focus group study among health care professionals*, BMC Medical Ethics, vol 19, 54.

Institute of Medicine (2008). Health literacy: improving health, health systems and health policy around the world. National Academies Press.

Jorm, A. F., Korten, A. E., Jacomb, P. A. et al. (1997). "Mental health literacy": a survey of the public's ability to recognize mental disorders and their beliefs about the effectiveness of treatment. The Medical Journal of Australia, 166, 182–186.

Kelemen, G., Gravrilă-Ardelean, M., Hanon, C., Vasseur-Bacle, S., Deloyer, J., Maes, C., Hustinx, N., Moraitou, M., Tzanakis, E., Tournier, I., Ernens, I. (2019). *Inclusion and diversity in social work. Necessary directions for the development of social networks for elderly people with mental health problems. Arpa project*. Journal Plus Education, vol special issue, 157-163.

Kratt, D. (2018). Teachers' perspectives on educator mental health competencies: A qualitative case study. American Journal of Qualitative Research, vol 2, n°1, 22-40.

Kutcher, S., Wei, Y., Weist, M. (2015). Global school mental health: considerations and future directions. Dans Kutcher, S., Weist, M., Wei, Y. (2015). School mental health: global challenges and opportunities. Cambridge University Press.

Lăzărescu, M. (2013). *Medicina psihiatrică la cumpăna dintre milenii,* Universitatea de Medicină şi Farmacie Victor Babeş, Timişoara, Victor Babeş, Timişoara, colecţia Academica.

Maudsley, L. (2018, 13 juin). Mental health and well-being in further education-strengthening links between education and health. FE News 13 June 2018. Retrieved September 18, 2018.

Moscovici, S. (2011). *Influenţa socială şi schimbarea socială.* Iaşi, Editura Polirom.

Organisation Mondiale de la Santé. (2004). *Prevention of mental disorders: effective interventions and policy options.* https://apps.who.int/iris/bitstream/handle/10665/43027/924159215X_eng.pdf;jsessionid=CF2005207ABEC41FB7041633EDE8FF3B?sequence=1- Patel, V. et al. (2014). Transforming Lives, Enhancing Communities - Innovations in Global Mental Health. New England Journal of Medicine, 370, 6, 498-501.

Perrenoud, P. (1993). *Curriculum : le formel, le réel, le caché, Faculté de psychologie et des sciences de l'éducation.* Dans Houssaye, J. (1993). *La Pédagogie : une encyclopédie pour aujourd'hui.* (pp.61-76). ESF.

Waller, R., Hodge, S., Holford, J., Milana, M. et Webb, S. (2018). *Adult education, mental health and mental well-being*, International Journal of Lifelong Education, vol 37, 4, 397-400.

Roske, O. (2012). România 1945-1989. *Enciclopedia regimului comunist.* Represiunea. A-E, Institutul Național pentru Studiul Totalitarismului.

Schillinger, D.A. (2005). Conceptual framework for the relationship between health literacy and health care outcomes: the chronic disease exemplar. Dans Schwartzberg, J., Van Geest, J., Wang C. (2005). Understanding health literacy: implications for medicine and public health. (pp.181-203). American Medical Association Press.

Wilberforce, M., Abendstern, M., Batool, S., Boland, J., Challis, D., Christian, J., Hughes, J., Kinder, P., Lake-Jones, P., Mistry, M. (2020). *What Do Service Users Want from Mental Health Social Work?* The British Journal of Social Work, vol 50, 5, 1324–1344.

Wykes, T., Lipshitz, J. and Schueller, S. M. (2019). *Towards the Design of Ethical Standards Related to Digital Mental Health and all Its Applications, Technology and its Impact on Mental Health Care,* 6, 232-242.

***24 Ian 2006, Socola, scoala si ospiciu, in 'Starea de sanatate' https://jurnalul.ro/print-287733.html.

***https://www.filmedocumentare.com/cighid-lagarul-de-exterminare-a-copiilor-din-romania/.

***2008, Romania, te iubesc: Cighid – lagarul de exterminare a copiilor cu handicap, https://stirileprotv.ro/romania-te-iubesc-chighid-lagarul-de-exterminare-a-copiilor-cu-handicap.html

Chapitre 8

Mihaela Gavrilă-Ardelean

Évaluation des besoins de formation au tutorat en santé mentale des professionnels roumains

1. Contexte législatif

En Roumanie, les réformes européennes dans le domaine de l'éducation des adultes sont suivies par le ministère de l'Enseignement et de la Recherche, par le biais de nouvelles stratégies de mise en œuvre. Elles sont mises en pratique pour assurer l'adaptation des compétences professionnelles aux exigences du marché du travail. Les politiques en matière de cours visent à adapter la formation aux normes européennes. Les adultes ayant des compétences professionnelles acquises de manière non formelles et informelles peuvent être certifiés dans les *centres d'évaluation des compétences,* autorisés par l'Autorité nationale de qualification. La profession de tuteur en santé mentale ne se trouve pas sur la liste des *spécialisations et des formations* pour lesquelles les prestataires de formation professionnelle pour adultes ont le droit d'organiser des programmes de formation professionnelle, sanctionnés par des diplômes universitaires[1].

[1] Ordre no. 1151/4115/2018, émis par le ministère du Travail et de la Justice Sociale et le ministère de l'Éducation Nationale (Commission européenne, 2020).

2. Importance du projet pour le partenaire roumain

Le processus de formation professionnelle en tutorat européen pour l'immersion des stagiaires dans le secteur de la santé mentale VETmh TuTo+ est un projet international co-financé par le programme européen Erasmus+ partenariats stratégiques.

L'université Aurel Vlaicu d'Arad est un établissement d'enseignement supérieur qui perpétue la tradition universitaire de la région occidentale de la Roumanie. Elle compte un corps enseignant hautement qualifié et dispose de dotations de grande qualité pour ses activités didactiques et scientifiques. La mission de l'université Aurel Vlaicu d'Arad, en tant qu'institution publique, est de favoriser l'excellence dans le développement des compétences culturelles et éducatives, sur la base de connaissances innovantes et de l'apprentissage tout au long de la vie. Elle développe et promeut ses stratégies au sein de la communauté locale, régionale, nationale et internationale.

La faculté des Sciences de l'éducation, de psychologie et de travail social de l'université Aurel Vlaicu d'Arad entend bâtir un climat institutionnel dynamique, basé sur l'information, la culture, le développement personnel et global.

Dans ce contexte, la faculté roumaine mène des recherches pour produire, transmettre et promouvoir des valeurs à travers des approches modernes et innovantes dans la recherche du phénomène éducatif, mais aussi dans les pratiques éducatives. L'université forme des professionnels qui travailleront en réseau permanent avec les professionnels du secteur médical.

Pour le progrès social, nos recherches et formations en psychologie et travail social ont un lien direct avec les professionnels du secteur psychosocial. Nos services étudient les besoins en qualification des professionnels et du secteur économique pour améliorer les compétences des professionnels, adaptées au contexte roumain et aux normes européennes, conformément aux recommandations du *pilier européen des droits sociaux*, selon Tajani, Ratas et Juncker (Commission européenne, 2018). Ce projet est une opportunité pour l'Université de fédérer sur son territoire et pour nos étudiants, de développer de nouvelles compétences et aptitudes professionnelles dans le domaine de la psychiatrie.

L'université Aurel Vlaicu d'Arad, en Roumanie, a fait partie à l'automne 2016, de la première mobilité transnationale. Cette première étape a été prolongée, durant la période 2018-2021, par un nouveau projet de formation professionnelle et éducative en santé mentale pour les tuteurs. Nous avons ensuite coordonné plusieurs périodes d'échanges de tuteurs.

Pour notre université, l'expérience du projet VETmh TuTo+ a constitué une nouvelle tendance et une opportunité de développer de bonnes pratiques par le biais d'échanges européens, tout en acquérant des aptitudes et en améliorant les compétences des professionnels de la psychiatrie et de la santé mentale. Le projet est innovant au niveau européen, car il vise à développer les compétences des professionnels de la santé et du travail social. Dans le cadre du projet, il est prévu d'atteindre cet objectif en réalisant trois modules de formation pour les professionnels du tutorat en santé mentale. Bien qu'il s'agisse d'un projet européen co-financé par le programme Erasmus+, il s'inscrit dans l'axe de l'enseignement et de la formation professionnelle, et également, d'un point de vue pédagogique, dans l'axe de l'apprentissage tout au long de la vie.

3. Objectif de l'étude

L'objectif de l'étude est de déterminer les besoins, les forces et l'utilité de la formation des spécialistes dans le domaine du tutorat en santé mentale. Un autre objectif de l'analyse est de découvrir les besoins des spécialistes roumains, dans le but de développer un séminaire adapté. Cette étude vise également à découvrir la nouveauté que le projet apporte du point de vue des spécialistes et les avantages qu'il crée dans le domaine pratique de la psychiatrie et de la santé mentale. Nous pouvons ainsi déterminer l'utilité de former de nouveaux tuteurs en santé mentale, dans les sessions futures, pour la continuité du projet VETmh TuTo+.

4. Méthodologie et outils de recherche

La méthodologie de recherche consiste à réaliser une analyse des besoins et une analyse SWOT, basée sur les forces, opportunités, faiblesses et menaces rencontrées dans le processus de formation au tutorat en santé mentale. Ces analyses nous aident à élaborer une stratégie future qui assure la continuité et l'utilité du projet, en fournissant aux formateurs un cours européen standardisé et accrédité de formation au tutorat en santé mentale. Cette formation doit offrir de nouvelles compétences, y compris sur le marché international du travail dans ce domaine (Braun et Clarke, 2006).

5. Outils de collecte de données : observation participative et questionnaires

Le questionnaire a été utilisé comme outil de recherche. Un questionnaire en 5 points a été articulé autour de questions ouvertes. Il a été proposé en ligne à des étudiants roumains, à la fin du premier module de formation.

Les premières questions ont permis de recueillir les données démographiques du groupe d'étude, utilisées pour analyser le type de professions dans le domaine de la santé mentale participant à la formation. Le groupe d'étude a été décrit à travers les données suivantes : âge, profession et lieu de travail.

Les autres questions du questionnaire étaient consacrées aux besoins de formation en matière de tutorat en santé mentale et aux forces, faiblesses, opportunités et menaces de cette formation dans le contexte spécifique du travail.

Les données recueillies par le biais du questionnaire, mais aussi par l'observation participative durant les 3 jours de formation au sein de l'université roumaine ont été soumises à une analyse qualitative et quantitative, après transcription puis saisie sur le logiciel NVivo Version 5. Elles sont présentées et interprétées dans la section des résultats.

Les résultats de l'analyse des besoins ont permis de formuler des recommandations pratiques dans le domaine de la psychiatrie sociale. Ils jouent également un rôle important dans la poursuite du projet, dans la construction d'une nouvelle étape TuTo+ dans la formation européenne.

6. Échantillon de l'étude

L'échantillon de l'étude est composé des 10 stagiaires roumains formé au programme VETmh TuTo+. Le groupe d'étude est représentatif du domaine professionnel de la santé mentale, car il a été sélectionné selon la méthodologie standardisée recommandée par le partenaire porteur du projet, le CNP St-Martin, Belgique.

7. Sélection des stagiaires

Les stagiaires ont été sélectionnés selon les critères d'inclusion élaborés par le CNP St-Martin., porteur du projet. Le guide d'inclusion des stagiaires, *manuel de stratégie de recrutement*, a été distribué aux organisations partenaires. Chaque participant potentiel au stage a soumis un curriculum vitae Europass et une lettre de motivation, contenant les informations suivantes, selon le *Recruitment strategy manual for tutors,* disponible sur le site web du projet www.tuto.network :

- carrière dans l'environnement psychiatrique (compétences de base en santé mentale) ;
- expérience préalable (minimum 5 ans d'expérience) ;
- motivation de la participation ;
- connaissance de l'anglais au niveau A2/B1 ;
- temps disponible ;
- une brève description de soi (valeurs, réseau, investissement dans le projet, etc.).

Sur un total de 20 dossiers soumis en Roumanie, 10 candidats ont été sélectionnés par le comité universitaire. Ils ont participé au premier module de formation. Le cours de tutorat en santé mentale a eu lieu à l'université Aurel Vlaicu d'Arad, en juin 2019. Le programme s'est déroulé sur une durée de 3 jours. Ce cours international a réuni des spécialistes roumains et 15 spécialistes des pays partenaires du projet : Espagne et Grèce. Au total, 25 professionnels de différents secteurs des services de santé mentale ont bénéficié de ce premier module de formation. Les heures de formation ont été coordonnées par le CNP Saint-Martin, par l'intermédiaire d'une professeure et pédagogue de la Haute École de la Province de Namur.

8. Résultats

Le groupe d'étude est homogène en terme de professions du domaine de la santé mentale. La distribution du groupe de stagiaires par âge montre une moyenne d'âge de plus de 44 ans (figure 1). L'âge moyen des stagiaires roumains est de 44,6 ans. Cela démontre le souci de l'apprentissage professionnel tout au long de la vie.

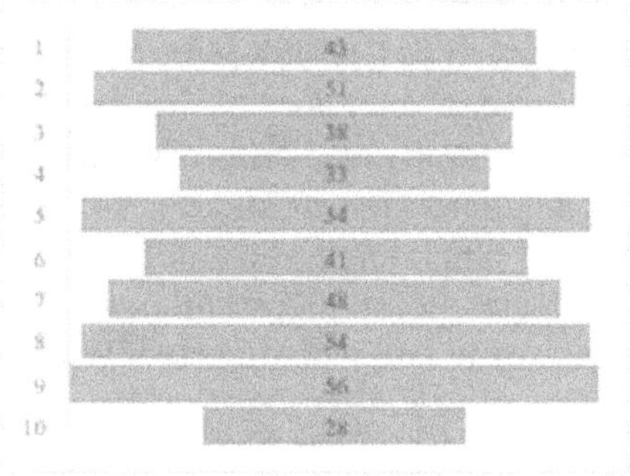

Figure 1. Pyramide des âges des étudiants roumains du module 1 de la formation TuTo+

La répartition par type de professions dans le groupe d'étude est uniforme, le pourcentage de travailleurs sociaux est de 50 %, l'autre moitié de l'échantillon comprend des psychologues et des professionnels médicaux de l'hôpital psychiatrique (tableau 1). Il est intéressant de noter que parmi les participants à la formation, sur les cinq travailleurs sociaux, deux ont pour première spécialisation les soins infirmiers, et parmi les psychologues, un a travaillé comme infirmier pendant plus de dix ans. Cela montre que le domaine professionnel de la santé nécessite des compétences supplémentaires en matière de santé mentale.

Tableau 1. Professions dans l'échantillon de l'étude

Professions	Nombre de spécialistes
Travailleurs sociaux	5
Psychologues	3
Infirmières et médecins	2

Les stagiaires travaillent majoritairement dans le secteur public (70 %), seuls 30 % d'entre eux ont un emploi dans le secteur privé (organisations non gouvernementales), figure 2.

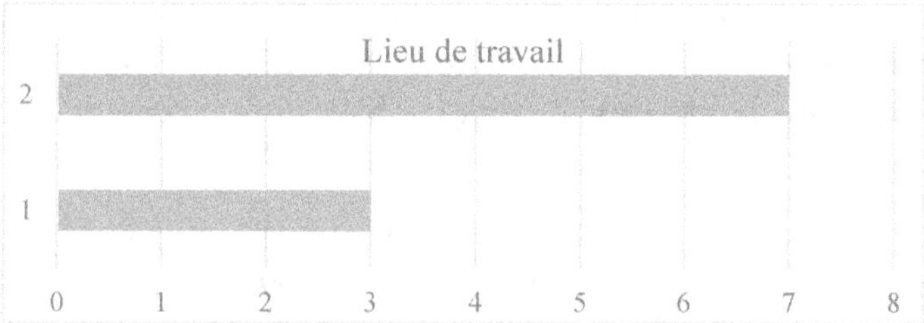

Figure 2. Lieu de travail des stagiaires
Légende : 1 – ONG, 2 – Institutions publiques

À la question : « *Quels sont vos besoins en formation dans le domaine du tutorat en santé mentale ?* », les réponses montrent un besoin urgent de formation dans le domaine de la santé mentale, qui fait actuellement défaut dans l'éventail des compétences des professionnels. Les besoins identifiés sont présentés dans la figure 3. Le besoin dominant est celui d'acquérir de nouvelles aptitudes en santé mentale et d'améliorer les compétences en ce domaine. La corrélation des besoins de perfectionnement professionnel justifie l'utilité des formations au tutorat européen en santé mentale.

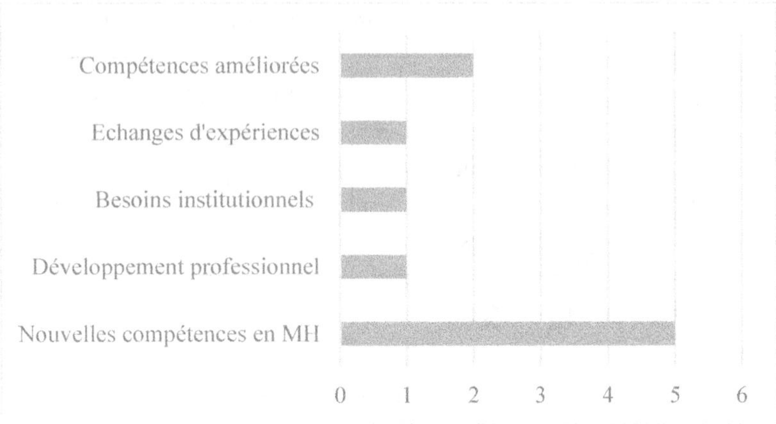

Figure 3. Besoins des stagiaires dans le projet TuTo+

La deuxième partie de l'étude effectue une analyse comparative SWOT dans le binôme institutionnel public-privé. Les résultats de l'analyse qualitative SWOT sont présentés dans le tableau 2.

Une analyse SWOT binaire a été choisie afin de pouvoir conclure s'il est nécessaire d'élaborer des cours améliorés pour un type particulier de secteur d'activité, public ou privé. L'analyse SWOT de la formation roumaine sur le projet VETmh TuTo+ visait à identifier les forces, les faiblesses, les opportunités et les menaces de la formation au tutorat en santé mentale, dans le contexte de travail des stagiaires.

9. L'analyse SWOT

9.1 Points forts

Pour les professionnels interrogés, le programme mis en place pour les tuteurs consiste en un apport de connaissances pour le développement de nouvelles compétences dans le secteur de la santé mentale. La dimension internationale est une nouvelle source d'apprentissage qui ouvre la porte à des partenariats particulièrement bénéfiques pour l'acquisition de nouvelles compétences. C'est aussi une opportunité d'améliorer sa culture professionnelle par des échanges scientifiques aux modalités multiples, des conférences, des webinaires, de nouveaux projets. Ces manifestations placent le programme TuTo+ dans une plus grande conscience des enjeux liés à la psychiatrie et à la santé mentale, ce qui est bénéfique.

9.2 Faiblesses

Le programme TuTo+ semble d'abord révéler les faiblesses du système d'enseignement professionnel. Les professionnels ont souligné le manque d'informations pour les étudiants dans le domaine de la santé mentale, d'offres de formation, de formations diplômantes.

Par ailleurs, en termes de contexte, les professionnels formés déplorent un capital humain insuffisant en matière de santé mentale. Certains estiment que les médecins devraient jouer un rôle dans la diffusion de la formation et de l'information sur la santé mentale. Mais il apparaît que de nombreux médecins sont mal formés : les tuteurs notent les faibles compétences des spécialistes des soins primaires en psychiatrie. Il existe un besoin d'éducation et de formation, notamment dès l'école primaire et secondaire, et pour la société dans son ensemble, sur les questions de stress, d'anxiété et de gestion des émotions.

9.3 Opportunités

Pour les professionnels du secteur privé et public, formés dans le cadre du programme de tutorat, les opportunités sont axées sur le développement de nouvelles compétences grâce à une expérience internationale. Les échanges entre tuteurs européens inclus dans ces formations constituent la double promesse du développement d'une culture professionnelle qui revisite les pratiques d'accompagnement et de soins et contribue à la déstigmatisation des troubles psychiatriques et mentaux dans un contexte législatif et médical en mutation (loi sur la santé mentale).

9.4 Menaces

Dans le contexte roumain, les menaces représentent des obstacles structurels en termes de formation du personnel de santé mentale et de pratiques de soins. Le manque de spécialistes, de services adéquats, la sous-budgétisation des services existants, l'insuffisance des ressources humaines pour lutter contre les inégalités sociales de santé et l'insécurité sociale liées au handicap psychique sont autant de facteurs qui entravent la promotion d'un changement positif.

Conclusion

Les résultats de la recherche ont conduit à des conclusions pertinentes concernant la trajectoire future du projet TuTo+ dans le contexte actuel du secteur de la santé mentale en Roumanie. Cette recherche indique les principaux besoins de la formation des tuteurs en santé mentale. Ils pourront contribuer à la promotion de la santé mentale dans leurs domaines d'activités, sur le lieu de travail, dans le secteur psychosocial, dans le secteur de la santé aux côtés de chercheurs multidisciplinaires.

Les conclusions ont été tirées de l'analyse des commentaires reçus des 10 stagiaires roumains.

Les professionnels formés au tutorat en santé mentale ont montré un besoin urgent de formation et de spécialisation professionnelle en santé mentale, dans le but d'améliorer ou d'acquérir des compétences en matière de tutorat en santé mentale. Seuls les spécialistes ayant une formation en psychologie et en médecine ont des connaissances sur ce type de tutorat. Les autres spécialistes du domaine social considèrent leur formation en santé mentale comme une nécessité absolue.

Nous avons observé que les spécialistes ont besoin de compétences de tutorat en santé mentale à la fois pour leur travail individuel avec le bénéficiaire, mais aussi pour être en mesure d'entreprendre des actions de pédagogie sociale communautaire pour les groupes défavorisés, vulnérables et très vulnérables.

En outre, le développement professionnel par le biais des cours de tutorat est doublé d'un développement personnel grâce aux échanges avec des spécialistes internationaux, à l'accès à de nouvelles informations et au développement de réseaux en santé mentale.

Une mauvaise gestion du temps et un faible intérêt pour la participation au cours sont des obstacles au processus de tutorat. Ils peuvent toutefois être surmontés en augmentant la motivation et l'engagement des stagiaires, grâce à des sessions de formation gratuites pour les professionnels, proposées par des projets européens, tels que le projet TuTo+.

Les résultats de l'analyse comparative SWOT dans le binôme institutionnel public-privé montrent que les forces, faiblesses, opportunités et menaces sont similaires pour les lieux de travail des deux secteurs. En observant cette similitude, nous pouvons conclure que le curriculum de la formation en santé mentale peut être uniforme, quel que soit le type de secteur d'activité.

Une autre conclusion importante est que les spécialistes des institutions publiques sont confrontés à des contraintes budgétaires qui pourraient constituer un obstacle à leur participation aux cours de formation. Le fait que les cours aient été dispensés gratuitement aux spécialistes dans le cadre du projet TuTo+ et de son financement est une opportunité pour le personnel des institutions publiques.

Le manque d'information est le plus grand désavantage pour accéder à la formation au tutorat. Un effort pour développer l'information sur les possibilités de formation doit dépasser les frontières de l'université. Pour cela, les services publics doivent améliorer la qualité de l'information et empêcher la diffusion d'informations fausses ou peu claires. L'accès au tutorat en santé mentale nécessite un changement de l'esprit collectif envers la maladie mentale et envers les personnes ayant des troubles psychiatriques.

Un obstacle structurel à l'amélioration des compétences des spécialistes en santé mentale est le fait que la plupart des prestataires de services sont organisés autour des municipalités et ne sont pas facilement accessibles à proximité des patients qui vivent dans les zones rurales.

Lors de la crise de la covid-19, de nombreux professionnels ont rencontré des difficultés personnelles qui ont fragilisé l'organisation du travail. L'intervention dans les situations de crise personnelle, comme les décès, les accidents, les pandémies, les cataclysmes et autres événements potentiellement traumatisants, n'a pas été prise en compte. En raison du manque de personnel qualifié, le processus de soutien psychosocial s'est arrêté. Les organisations du travail n'ont pas pu pas faire face pour compenser les professionnels absents. Dans ces situations, nous devons trouver des moyens d'assurer la continuité des soins et du soutien jusqu'à ce que les professionnels soient en mesure de gérer leurs propres problèmes de santé mentale (Chen and Mullen, 2020 ; Cleland and al., 2020 ; Thome, et al., 2020).

De plus, l'employabilité dans le domaine des soins aux patients souffrant de problèmes de santé mentale devrait être développée en créant des centres de santé mentale et une nouvelle profession accréditée, celle de tuteur en santé mentale.

Discussion

Les résultats de ce projet peuvent être appliqués en termes de mise à jour des pratiques de tutorat et d'interaction avec les bénéficiaires.

Comme dans de nombreux autres pays, l'un des principaux problèmes de fonctionnement des soins de santé mentale en Roumanie est le manque de financement. Les personnes interrogées le soulignent d'ailleurs largement. Néanmoins, à partir de l'analyse SWOT, il semble important d'agir principalement sur les facteurs macro (Bronfenbrenner, 1979) relatifs à l'évolution des politiques de santé publique et à l'environnement socioculturel. Le système macro interagit avec le système méso, qui regroupe l'organisation et le fonctionnement des soins de santé mentale. Afin d'améliorer les pratiques professionnelles d'accompagnement en psychiatrie et en santé mentale du système méso, il est nécessaire de donner la priorité aux registres budgétaires et réglementaires du système macro. Cela peut se faire progressivement. Au fil du temps, le cadre politique et réglementaire interagit avec les comportements de la société et avec les représentations sociales relatives aux troubles mentaux. Cela favorisera la « déstigmatisation de la maladie mentale » (OMS, 2002), qui ne peut se produire que par une volonté étatique qui influence les normes sociales. Le manque de pratiques fondées sur des preuves dans la littérature représente un déficit de ce domaine de formation. Il est nécessaire d'élaborer un modèle de programme intégré pour le traitement communautaire dynamique afin de fournir un soutien dans les situations de crise. À long terme, nous devons assurer un soutien aux personnes atteintes de maladies mentales qui ont l'habitude d'utiliser les services d'urgence. Les équipes d'intervention devraient travailler de manière interdisciplinaire, pour aider les consommateurs de services qui vivent dans la communauté.

Les résultats de ce projet peuvent être appliqués en termes de mise à jour des pratiques de tutorat et d'interaction avec les bénéficiaires.

Il ressort également de la collecte des données de cette enquête que les échanges entre les tuteurs formés par le programme TuTo+ et les chercheurs invités aux séminaires et conférences ont un impact positif sur leurs propres pratiques. Le manque de pratiques fondées sur des preuves dans la littérature représente une lacune dans ce domaine de formation. Dans ce contexte, le projet TuTo+ répond à des besoins. Il est nécessaire de disposer d'un modèle de programme intégré pour un traitement communautaire solide afin d'apporter un accompagnement dans les situations de crise. À long terme, nous devons fournir un soutien aux personnes atteintes de maladie mentale qui ont des antécédents d'utilisation des services d'urgence. Les équipes d'intervention devraient travailler de manière interdisciplinaire pour aider les utilisateurs de services vivant dans la communauté. Le projet TuTo+ s'inscrit dans cette tendance positive.

Recommandations

Une étape ultérieure de ce projet pourrait consister à montrer comment les progrès scientifiques et la formation des tuteurs en santé mentale peuvent avoir un impact sur les soins apportés aux usagers, les services et la formation professionnelle. Cette étape pourrait justifier la construction d'un nouveau projet, TuTo version 3. Ce nouveau programme assurerait une continuité et un approfondissement des connaissances théoriques déjà acquises par la formation et l'implication des pairs-aidants. Cette modalité thérapeutique se développe de plus en plus au Canada et en Europe occidentale (Pelletier et al., 2020).

Une autre étape de formation dans le cadre du projet TuTo+ pourrait explorer le tutorat en neuropsychiatrie infantile. L'adolescence et l'enfance sont des périodes de la vie où la vulnérabilité est la plus grande (Castellanos et Conrod, 2006). Elles nécessitent une formation large du personnel médical, paramédical, mais aussi des enseignants, des parents et des tuteurs, pour assurer le tutorat en santé mentale et comportementale des enfants et des adolescents (Cohen,

Mannarino, 2010 ; Dray et al., 2017). Dans cette nouvelle étape, un diplôme certifié européen semble nécessaire.

Références

Braun, V., Clarke, V. (2006). Using thematic analysis in psychology. *Qualitative Research in Psychology*, 3, 2, 77-101.

Bronfenbrenner, U. (1979). *The Ecology of Human Development: Experiments by Nature and Design.* MA: Harvard University Press.

Castellanos, N., Conrod, P. (2006). Brief interventions targeting personality risk factors for adolescent substance misuse reduce depression, panic and risk-taking behaviours. *Journal of Mental Health, 15*, 6, 645–58.

Chen, CH., Mullen, A.I. (2020). COVID-19 can catalyze the modernization of medical education. *JMIR Med Educ., 6*, 1, e19725.

Cleland, J., Tan, E.C.P, Tham, K.Y, Low-Beer, N. (2020). How Covid-19 opened up questions of sociomateriality in healthcare education, *Advances in Health Sciences Education, 25*, 2, 479-482.

Cohen, J.A., Mannarino, A.P. (2010). Psychotherapeutic options for traumatized children. *Current opinion in pediatrics*, *22*, 5, 605–609.

Dray, J., Bowman, J., Campbell, E., Freund, M., Wolfenden, L., Hodder, R.K., McElwaine, K., Tremain, D., Bartlem, K., Bailey, J., Small, T., Palazzi, K., Oldmeadow, C., Wiggers, J. (2017). Systematic Review of Universal Resilience-Focused Interventions Targeting Child and Adolescent Mental Health in the School Setting. *Journal of the American Academy of Child & Adolescent Psychiatry. 56*, 10, 813-24.

European Commission. (2020, 20 January). *Developments and Current Policy Priorities,* Published on Eurydice, https://eacea.ec.europa.eu/national-policies/eurydice/content/developments-and-current-policy-priorities-61_en. [Retrieved April 11, 2021].

Organisation Mondiale de la Santé et Association Mondiale de Psychiatrie (2002). Réduire la stigmatisation et la discrimination envers les personnes âgées souffrant de troubles mentaux. https://www.who.int/mental_health/media/en/consensus_elderly_fr.pdf [Retrieved April 29, 2021].

Pelletier, J. F., Houle, J., Goulet, M. H., Juster, R. P., Giguère, C. É., Bordet, J., Hénault, I., Lesage, A., De Benedictis, L., Denis, F., & Ng, R. (2020). Online and Recovery-Oriented Support Groups Facilitated by Peer Support Workers in Times of COVID-19: Protocol for a Feasibility Pre-Post Study. *JMIR research protocols, 9*,12, e22500.

Thome, J., Deloyer, J., Coogan, A.N. & al. (2020). The impact of the early phase of the COVID-19 pandemic on mental-health services in Europe. *The World Journal of Biological Psychiatry,* Tajani, A., Ratas, J., & Juncker, J.-C. (European Commission). (2018). *European Pillar of Social Rights* [E-book]. European Parliament, Council of the European Union, European Commission. https://doi.org/10.2792/95934, [Retrieved April 03, 2021].

PARTIE 3

PERSPECTIVES

Chapitre 9

Elodie Bury
Marie Costa
Arnaud d'Halluin
Jade Gourret Baumgart
Wendy Hude
Déborah Sebbane

Évaluation du projet TuTo+ par des usagers : protocole d'une étude qualitative

1. Rationnel de l'étude

La participation des usagers au pilotage des actions publiques dans le domaine de la santé mentale apparaît incontournable à plusieurs égards. Tout d'abord, elle répond à la logique d'*empowerment* des usagers. Plusieurs traductions francophones du terme *empowerment* ont été proposées : *empouvoirement*, *appropriation du pouvoir d'agir*, *pouvoir sur sa propre existence*, *autonomisation*, *émancipation* (Laval, 2015 ; Haliday, 2018 ; Desmons, 2018). Néanmoins, aucune de ces formulations ne parvient à restituer, en elle-même, les deux dimensions de l'*empowerment* ; celle du pouvoir, qui constitue la racine du mot, et celle du processus pour y accéder (Bacqué, 2013). Aujourd'hui, les experts s'accordent à penser que le mot anglais *empowerment* a quelque chose d'intraduisible en français (Haliday, 2018 ; Desmons, 2018). En santé mentale, l'*empowerment* vise la prise de conscience des usagers de leur capacité d'agir et de décider pour eux-mêmes, *in fine*, d'influencer leur propre processus de rétablissement et ainsi de retrouver leur pleine citoyenneté (Gourret Baumgart et al., 2020).

Dès lors, l'empowerment contribue au rétablissement des usagers de la psychiatrie, car il participe à retrouver une vision fonctionnelle de soi. Il aide à faire émerger de l'espoir quant à une évolution positive du trouble et à une vie meilleure (Provencher, 2010). Aussi, la participation des usagers améliore la qualité des interventions en santé mentale et en santé publique (Gourret Baumgart et al., 2020). Les personnes concernées par un problème de santé mentale font l'acquisition d'un savoir expérientiel portant sur l'expérience du trouble, l'expérience du système de santé et sur le rétablissement (Cloutier & Maugiron, 2016 ; Lamadon, 2020 ; Demailly, 2020). Ce savoir, tout en étant ni académique, ni scientifique, apparaît précieux et utile puisque c'est un « savoir-y-faire » qui peut être mis à contribution (Demailly, 2020). Le partage de ce savoir permet d'adapter la pertinence des actions à destination des usagers. Il intervient en vis-à-vis, ou en complément, des savoirs académiques des professionnels et des chercheurs (Chambon, 2015 ; Loubières et al., 2018). Enfin, l'implication des usagers permet de faire évoluer la société sur la perception des troubles psychiques. Donner la parole aux personnes concernées par les problèmes de santé mentale permet d'éviter la déshumanisation et la généralisation à l'œuvre dans les processus de stigmatisation (Loubières et al., 2018).

Le second volet du programme TuTo, avec VETmh TuTo+ s'est construit en réponse au bilan du premier, ayant mis en exergue un besoin de formation des tuteurs. L'évaluation du programme intervient donc à mi-parcours dans la mise en œuvre de ce second volet. Bien que le programme vise le changement des pratiques professionnelles en psychiatrie au service d'un accompagnement centré sur les besoins et les attentes des usagers, il a été constaté que leur participation n'avait pas été directement formalisée. Il apparaît dès lors, que l'absence du point de vue des usagers sur une action les concernant directement constitue une perte d'information et apparaît contraire aux modalités de co-construction et de co-évaluation.

Dans ce contexte, le Centre Collaborateur de l'Organisation Mondiale de la Santé (CCOMS) pour la recherche et la formation en santé mentale de Lille réalise, en tant que partenaire français du projet TuTo+, une étude qualitative visant l'évaluation de l'ensemble du programme TuTo+. En accord avec le plan d'action global 2013-2020 de l'OMS (OMS, 2013) et les objectifs du programme TuTo+, le CCOMS mène cette étude auprès des usagers et ex-usagers de la psychiatrie. Elle rend compte de l'importance de la participation des usagers des services de santé mentale à l'ensemble des actions qui les concernent, dans le domaine du soin, de la recherche ou de la formation.

2. Objectifs et bénéfices à long terme

L'objectif principal de cette étude vise à recueillir l'évaluation du programme TuTo+ par des usagers et/ou ex-usagers de la psychiatrie. Des pistes pourront éventuellement être dégagées pour rendre effective la participation des usagers dans le cadre de l'élaboration d'un troisième volet du projet TuTo+.

Les objectifs secondaires visent à :

- Explorer les modalités de participation et d'engagement des personnes concernées par un trouble psychique dans les enseignements et programmes de formation destinés aux professionnels de la santé mentale.
- Comparer les attentes des professionnels et celles des usagers autour de la construction d'un programme de formation destiné aux professionnels de la santé mentale.

Les bénéfices attendus à long terme sont la reconnaissance de l'importance de la participation des usagers dans les actions de formations dans le champ de la santé mentale et leur sollicitation régulière dès la conception de projets de formation.

3. Méthode et analyse

3.1 Design de l'étude

Une étude qualitative par entretiens semi-dirigés, sera conduite auprès de personnes usagères ou ex-usagères des services de santé mentale, en France. Le protocole de l'étude, les instruments d'enquêtes et l'ensemble des documents d'information ont été conçus et validés par une équipe composée de professionnels de la santé mentale, de la santé publique et une chercheuse-pair, chargée de mission au CCOMS.

3.2Participants et modalités de recrutement

3.2.1 Critères d'inclusion

Les usagers retenus devront être majeurs, être directement concernés par un trouble psychique, avoir une expérience de prise en charge par les services de soins de santé mentale, et être à un stade avancé de leur processus de rétablissement.

3.2.2 Modalités de recrutement

Un minimum de 10 personnes prendra part à l'étude selon les modalités de recrutement décrites ci-dessous. Le recrutement sera poursuivi jusqu'à saturation des données, à savoir lorsque les entretiens ne permettront plus l'émergence de nouveaux thèmes.

Dix usagers seront sollicités en partenariat avec la chercheuse-pair, responsable de la structuration de la participation des usagers au CCOMS. Le recrutement sera ciblé, le premier contact sera assuré par la chercheuse-pair auprès d'usagers ou ex-usagers des services de santé mentale préalablement connus. Un premier mail sera envoyé afin de recueillir le niveau d'intérêt de la personne sollicitée, puis une prise de contact sera réalisée pour la présentation des documents explicatifs de la recherche et l'organisation de l'entretien.

3.3 Recueil des données

3.3.1 Instruments de l'enquête

Afin de guider la participation des usagers, cinq documents ont été élaborés pour présenter le programme de manière didactique, explicite et pédagogique, ainsi que pour contractualiser la sollicitation des usagers et permettre leur rémunération : une note d'information, une convention de partenariat, une notice de participation récapitulative, une vidéo

« powtoon[1]», une plaquette de présentation de TuTo+, et une grille d'entretien semi-directive. Ces supports devaient répondre au double objectif d'être synthétiques et compréhensibles, et d'apporter suffisamment d'information. Leur utilisation a été testée dans le cadre de 5 entretiens réalisés à visée évaluative ayant permis l'adaptation et l'amélioration de leur contenu.

La notice d'information rapporte le cadre dans lequel se déroule l'étude, énonce les conditions de participation à la recherche, et informe les participants des bénéfices attendus et des risques éventuels. La convention permet de contractualiser la participation des usagers. Les usagers sont rémunérés proportionnellement au temps de travail nécessaire pour la prise de connaissance des documents et la passation de l'entretien. La notice de participation informe les usagers des raisons pour lesquelles ils sont sollicités, elle propose un rappel de la note d'information et de la convention également transmises. Ensuite, elle stipule l'ordre dans lequel les supports de présentation de TuTo+ doivent être appréhendés, à savoir le « powtoon », puis la plaquette de présentation ; et communique aux participants les questions qui seront abordées lors de l'entretien. Le « powtoon » *(mot issu de la contraction de « power point » et « cartoon »)*, est une courte vidéo de présentation de l'ensemble du projet TuTo+. Cette vidéo reprend l'historique du développement, présente les objectifs des volets n°1 et n°2 de TuTo+ ainsi que les modalités d'organisation des deux volets. La plaquette de présentation de TuTo+ est un texte de 5 pages transmis au format pdf. Ce texte reprend les informations de la vidéo, puis se focalise sur le volet n°2 de TuTo+, en détaillant la pédagogie déployée lors de la formation des tuteurs. Enfin, les entretiens avec les participants seront guidés par l'utilisation d'une grille semi-directive comportant 9 questions, dont 8 regroupées sur 3 thématiques : la formation des tuteurs, le profil des participants au programme TuTo+ et la participation des usagers. Ils se concluront sur une question ouverte, invitant le participant à formuler son avis sur l'ensemble du programme TuTo+.

---

[1] https://vimeo.com/463927034

3.3.2 *Déroulement des entretiens*

L'ensemble de ces documents, excepté la grille d'entretien, sera fourni, par mail, au participant au moins 48 heures avant l'entretien. Il sera demandé un temps de préparation de l'entretien, évalué d'une heure à une heure et demie et consacré à la lecture des documents mis à disposition. Les entretiens se dérouleront en visio-conférence, par l'intermédiaire du logiciel Teams. Ils seront enregistrés puis les verbatims seront retranscrits. La durée de passation d'un entretien sera d'environ une heure.

Les entretiens se dérouleront selon la structure suivante :

- Durant l'entretien, le participant sera invité à résumer ce qu'il a compris du programme TuTo+ dans un premier temps, puis des questions ouvertes lui seront posées. Un rappel du contexte et du projet, ainsi que les objectifs de la recherche seront systématiquement proposés au participant.
- Les questions 1 à 4 permettront d'obtenir le point de vue des usagers sur la formation des tuteurs. L'opinion des usagers sur le profil des participants sera recueillie à l'aide des questions 5 et 6. Enfin, les usagers seront invités à réfléchir à leur éventuelle intégration au programme à travers les questions 7 et 8.
- L'entretien se terminera en invitant le participant à formuler une opinion sur l'ensemble du projet TuTo+ selon les modalités d'analyse SWOT *(de l'anglais Strengths {forces}, Weaknesses {faiblesses}, Opportunities {opportunités}, et Threats {menaces})*. Le SWOT, défini par la Commission européenne comme « *outil d'analyse stratégique* », « *combine l'étude des forces et des faiblesses d'une organisation [...] avec celle des atouts et des menaces de son environnement, afin d'aider à la définition d'une stratégie de développement* » (Commission européenne, 2021).

3.4 Analyse des données

Les verbatims seront analysés à l'aide du logiciel NVivo 1.3. Ce logiciel, dédié à l'analyse des données qualitatives repose sur des analyses faiblement automatisées et permet d'effectuer des analyses thématiques par codage des données.

Ainsi, l'analyse du contenu des transcriptions sera effectuée sur la base des dimensions fournies par le cadre SWOT. Dans cette méthode, après une lecture attentive des transcriptions des entretiens par les chercheurs, les principaux codes relatifs aux forces, faiblesses, opportunités et menaces seront identifiés, puis les thèmes seront analysés de manière systématique.

3.5 Aspects réglementaires

Le consentement des usagers à la participation à l'étude sera recueilli par écrit par la signature de la note d'information qui mentionne les conditions de participation à l'étude, l'enregistrement de l'entretien, ainsi que les modalités de conservation et d'analyse des données. Lors de la retranscription écrite des entretiens, les participants seront rendus non identifiables.

L'étude fera l'objet d'une déclaration de conformité à la méthodologie de référence 004 éditée par la Commission Nationale de l'Informatique et des Libertés (CNIL) et sera inscrite au registre de traitement de l'Etablissement Public de Santé Mentale Lille Métropole (EPSM Lille-Métropole, France). Elle sera également déclarée sur la plateforme des données de santé (Health Data Hub). La nature des données recueillies et le statut des participants ne nécessitent pas l'approbation d'un comité d'éthique.

3.6 Calendrier prévisionnel

Les entretiens et l'analyse des résultats se dérouleront au cours du mois de mars 2021. La publication des résultats est attendue pour le mois de mai 2021.

4. Forces et limites du protocole

4.1 Participants

Le nombre minimal de dix entretiens a été défini en fonction des ressources matérielles disponibles pour conduire ce travail ainsi qu'en s'appuyant sur la littérature existante. Ainsi, Guest et al. (2006) en utilisant les données d'une étude impliquant 60 entretiens ont conclu que la saturation des thèmes a été atteinte grâce à douze entretiens, mais que les éléments de base des thèmes étaient déjà présents lors de six entretiens (Hennink, 2017 ; Guest, 2006).

Nous n'inclurons dans l'étude que des personnes directement concernées par des troubles de la santé mentale. Favoriser la représentation des usagers par leurs proches induit une subordination à leur famille (Alary, 2016). Ainsi, il convient de privilégier la participation des individus directement concernés par les troubles (Alary, 2016). Pour assurer au mieux la représentativité de la parole des (ex)-usagers de la santé mentale, nous veillerons à recruter autant d'usagers déjà entrainés à la prise de parole que d'usagers non expérimentés (Chambon, 2015).

Nous veillerons également à ne pas institutionnaliser la parole des usagers. En effet, la participation des personnes concernées par les troubles psychiques se concrétise, en partie, par la prise de parole de membres d'associations d'usagers de la psychiatrie et de la santé mentale. Afin de ne pas institutionnaliser la participation, il convient de donner la parole à tous les usagers, et non pas uniquement à ceux qui sont membres d'une association d'usagers (Alary, 2016). Ainsi, parmi les usagers recrutés, certains seront membres d'une association et d'autres n'auront pas d'affiliation particulière.

Le critère d'inclusion relatif au rétablissement du participant sera autodéclaré. Cette déclaration participe à l'empowerment des usagers et donc au respect de leur autonomie, elle peut éventuellement constituer une limite de l'étude car son évaluation demeure complexe. Pour la contrôler au mieux, une première étape du recrutement sera opérée par la chercheuse-pair. Son savoir d'expérience sera mis à contribution lors du premier contact avec l'usager permettant ainsi d'apprécier le niveau de rétablissement de la personne. Également, une expérience antérieure de participation pour un usager est un élément probant de son rétablissement. De plus, au début de l'entrevue, les usagers seront invités à évoquer avec l'investigateur, leur parcours de rétablissement s'ils le souhaitent. Cela permettra d'avoir une seconde appréciation du rétablissement de la personne. Enfin, aucun usager ne s'est révélé inapte à la participation lors des entretiens exploratoires.

Enfin, une description des bénéfices attendus et des risques possibles liés à la participation des usagers a été intégrée dans le document « note d'information », accompagnée de la recommandation d'être avancé dans son processus de rétablissement. Les participants seront alors en mesure de fournir un consentement éclairé à la participation à l'étude. En effet, la participation des usagers peut être génératrice de stress (Lierville et al., 2015). La participation peut également faire vivre des émotions négatives ou des souvenirs douloureux pouvant mettre à mal la santé psychique des personnes (Lierville et al., 2015 ; Godrie, 2015). Ainsi nous privilégierons la participation de personnes avancées dans leur processus de rétablissement (Gourret Baumgart et al., 2020).

Une participation réussie des usagers implique d'assumer la responsabilité organisationnelle qui incombe à toute institution les sollicitant. Cette responsabilité s'exprime au travers de leur rémunération, de leur accompagnement et de leur préparation (Gourret Baumgart et al., 2020). La rémunération des usagers du système de santé mentale participant aux programmes les concernant est une revendication des usagers (Gagné, 2016). Elle permet de donner de la reconnaissance à l'expertise apportée par l'individu (Letailleur, 2016). L'accompagnement des usagers est formalisé par la création d'une notice de participation et des supports d'explicitation de TuTo+.

4.2 Instruments d'enquête

La réalisation de cette étude nécessite de rendre accessible différents éléments du programme TuTo+ afin de les porter à l'évaluation des participants. Nous avons pris soin d'être impartiaux dans la présentation du programme TuTo+, néanmoins, ces supports et documents d'explicitation sont soumis à notre subjectivité.

Dans le respect des recommandations formulées dans le programme Quality Right de l'OMS relatives à la conduite des entretiens auprès des usagers (OMS, 2012), et afin de ne pas complexifier les entrevues, nous n'aborderons pas les concepts théoriques ayant initié le programme, ni n'emploierons le jargon propre au domaine de la pédagogie.

La grille d'entretien a été construite en s'appuyant sur les aspects du programme TuTo+ qui étaient les plus importants d'évaluer en concertation avec les porteurs du programme. L'opinion concernant le programme TuTo+ dans sa globalité est recueillie en s'inspirant de la méthode SWOT. Cette méthode est identifiée par l'Union européenne comme un outil pertinent pour l'évaluation en cours de projet (Commission européenne, 2021). En effet, cela permet une analyse globale des forces, faiblesses d'un projet ainsi que des opportunités et des menaces. En ce sens, les forces sont les aspects positifs internes, que contrôlent les porteurs du projet et sur lesquels on peut bâtir dans le futur. Par opposition, les faiblesses sont les aspects négatifs internes, sur lesquels les porteurs du projet ont le contrôle et pour lesquels des marges d'amélioration importantes existent. Quant aux opportunités, ce sont les possibilités extérieures positives, dont on peut éventuellement tirer parti, dans le contexte des forces et des faiblesses actuelles. Finalement, les menaces sont les problèmes, les obstacles ou les limitations extérieures, qui peuvent empêcher ou limiter notamment l'efficacité du projet. La grille d'entretien ainsi obtenue a été testée auprès de cinq usagers dans des conditions similaires à celles de l'étude. Afin de ne pas conditionner les réponses, nous avons choisi de ne pas communiquer aux participants la grille d'analyse SWOT. Celle-ci sera montrée uniquement lors de l'entretien, en même temps que des explications orales quant à la structure des réponses attendues.

4.3 Déroulement des entretiens

Nous avons choisi de montrer aux usagers les thèmes et les questions abordés lors de l'entretien préalablement à la rencontre. En effet, il a été remarqué lors des entretiens préliminaires que la connaissance à priori des questions permettait des réponses mieux structurées, et une anxiété moindre lors de la conduite de l'entretien.

Le contexte sanitaire actuel lié à la pandémie de la covid-19 conditionne l'usage de la visioconférence pour la conduite des entretiens. L'OMS conseille en temps normal de réaliser les entretiens en présence des investigateurs et des participants (OMS, 2012). Cependant l'utilisation de la visioconférence s'avère être un outil efficient pour la réalisation des entretiens. Aucun des 5 participants aux entretiens d'évaluations préliminaires n'a déclaré avoir été freiné par l'usage de la visioconférence.

Les investigateurs s'inspirent des recommandations formulées dans le programme Quality Right de l'OMS relative à la conduite des entretiens auprès des usagers (OMS, 2012). Ainsi, l'investigateur doit se présenter puis expliciter le contexte de l'étude. Il rappelle que l'entretien est enregistré et demande au sujet s'il est d'accord. L'entretien doit être conduit de façon respectueuse et courtoise. Il convient de ne pas minimiser les éléments apportés par les participants, de laisser le temps de la réflexion, d'éviter les interruptions, de faire des résumés et de répéter les propos du participant afin de s'assurer de leur bonne compréhension. Ces différentes consignes n'ont pas été freinées par l'utilisation de la visioconférence.

5. Perspectives

Ainsi, le programme TuTo+ dans ses deux volets a été conçu pour correspondre aux enjeux des évolutions de la santé mentale. Ces évolutions se concentrent sur un rapport différent entre usagers du système de santé et prestataires de services de soin et de services sociaux. Les rapports attendus sont davantage horizontaux, orientés sur les attentes et les besoins des personnes concernées par un trouble psychique, construisant une alliance différente, dans une démarche partenariale. Pour continuer à répondre à ces évolutions, il est important que TuTo+ puisse intégrer des usagers et ex-usagers du système de santé mentale dans le programme. Cette intégration peut se faire à différents niveaux : qu'il s'agisse de la formation des tuteurs, de l'évaluation du programme, voire de la conception et du pilotage du projet. Cependant, il existe de nombreuses façons de penser et d'approfondir la participation des usagers au sein du projet TuTo+. Par exemple, une mobilité européenne des usagers est envisageable. En effet, les représentations sociales, généralement stigmatisantes, des problèmes de santé mentale, sont différentes dans chaque pays européen. Elles dépendent de l'histoire sanitaire et thérapeutique de chaque pays. Envisager une mobilité européenne des usagers permettrait de confronter ces représentations pour les déconstruire davantage, en plus de diffuser des pratiques innovantes.

Références

Alary, P. (2016). Perspectives démocratiques en santé mentale de la rhétorique à la pratique : Le patient, usager ou partenaire ? Pratiques en santé mentale, 2, 5-14.

Bacqué, M-H. et Biewener C. (2013). L'empowerment, un nouveau vocabulaire pour parler de participation ? Idées économiques et sociales, vol 73, n°3, 25-32.

Brière, J.-L. (2016). Le grand écart. Des droits reconnus, des pratiques qui font honte à la psychiatrie. Pratiques en santé mentale, 2, 1-1.

Chambon, N. (2015). La participation des usagers en santé mentale : Qu'est-ce qu'on (en) attend ? RHIZOME, n° 58, 5-6.

Cloutier, G., Maugiron, P. (2016). *La pair-aidance en santé mentale : l'expérience québécoise et française*, L'information psychiatrique, Volume 92, N°9, 755-760.

Commission européenne. (2021). SWOT (Strengths, Weakness, Opportunities, Threats) https://europa.eu/capacity4dev/evaluation_guidelines/wiki/swot-strengths-weakness-opportunities-threats

Demailly, L. (2020). Les pratiques des médiateurs de santé-pairs en santé mentale. RHIZOME, n° 75- 76, 37-46.

Desmons, P. (2018). *Citoyenneté ou Empowerment : « encore un effort » ?* L'information psychiatrique, vol 94, 797-801.

Gagné, J. (2016). Une expérience de participation des personnes utilisatrices à l'organisation et à la planification des services de santé mentale au Québec. Pratiques en santé mentale, 2, 29-32.

Godrie, B. (2015). L'autre côté de la clôture. Quand le monde de la santé mentale et de la rue rencontre celui de la recherche. Santé mentale au Québec, 40, 67-80.

Gourret Baumgart, J., Sebbane, D., Lebas, M.-C., Fond-Harmant, L. (2020). Involving users of mental health services in the training of psychiatric and mental health professionals: a literature review. Journal Plus Education, vol 27, n°2, 322-342.

Guest, G., Bunce, A. and Johnson, L. (2006) 'How Many Interviews Are Enough?: An Experiment with Data Saturation and Variability', Field Methods, 18, 1, 59–82.

Haliday, H. (2018). *Quelles sont les limites des nouveaux courants en santé mentale ?* L'information psychiatrique, vol 94, 835-840.

Hennink, M. M., Kaiser, B. N. and Marconi, V. C. (2017). *'Code Saturation Versus Meaning Saturation: How Many Interviews Are Enough?'*, Qualitative Health Research, 27, 4, 591–608.

Lamadon, C. (2019). *Rôle du pair-aidant en santé mentale.* Pratiques en santé mentale, 2, 36-43.

Laval, C. (2015). RHIZOME, n° 58, 1-2.

Letailleur, C. (2016). Un jeu de dupes ? Contribution à une réflexion sur les pratiques de démocratie participative en santé mentale. Pratiques en santé mentale, 2, 37-40.

Lierville, A.-L., Grou, C., & Pelletier, J.-F. (2015). Enjeux éthiques potentiels liés aux partenariats patients en psychiatrie : État de situation à l'institut universitaire en santé mentale de Montréal. Santé mentale au Québec, 40, 119-134.

Loubières, C., Staedel, B., Chapeau, M., Hude, W., & Caria, A. (2020). *La pair-aidance, un mouvement inéluctable !* Santé Mentale, n° 248, 20-27.

Organisation Mondiale de la Santé. (2013). Plan d'action pour la santé mentale 2013-2020, 11.

Organisation Mondiale de la Santé. (2012). Quality Right Tool Kit Assessing and improving quality and human rights in mental health and social care facilities, 35.

Provencher, H. et Keyes, C. (2010). Une conception élargie du rétablissement. L'information psychiatrique, vol 86, n°7, 579-589.

Trémine, T. (2018). *L'empowerment, au risque de l'hypocrisie.* L'information psychiatrique, vol 94, 795-796.

Chapitre 10

Serge Mertens de Wilmars
Claudio Fuenzalida
Javier Sempere

Bilan et perspective de l'expérience TuTo+

1. Aux origines du tutorat

Diverses formules de tutorat existent depuis des milliers d'années, probablement même depuis l'apparition de l'humanité. De l'histoire, nous avons retenu que dans la Grèce antique des étudiants ont donné cours à l'Académie athénienne. Nous savons qu'Aristote fut l'élève de Platon et qu'il dispensa son enseignement à Alexandre le Grand. C'est au Moyen Âge qu'est apparu l'apprentissage, caractérisé par un maître artisan assurant le rôle du compagnon formateur (Gardner et al., 2007). Aujourd'hui, le tutorat est très répandu, particulièrement dans l'artisanat. Toutefois la formule reste marginale en santé mentale.

Par ailleurs, le manque de « vocations » dans le domaine de la santé mentale est patent depuis un certain temps dans de nombreux pays européens pour des raisons déjà analysées dans les travaux antérieurs de notre équipe. La « crise » de la vocation en psychiatrie et santé mentale présente donc l'opportunité de réactiver l'initiative européenne sous forme d'échanges coopératifs et de penser de nouveaux modes de formation (Fond-Harmant et Deloyer, 2017).

Il nous faut reconnaître que le travail en santé mentale peut se révéler stressant. Selon une étude longitudinale portant sur les psychologues, environ 40 % d'entre eux ont signalé des niveaux élevés d'épuisement émotionnel, 10 % des réactions de dépersonnalisation et 19 % un sentiment d'accomplissement personnel réduit (Mills et Huebner, 1998).

Devant ce constat, une question s'impose : comment se fait-il que nous n'avons pas davantage partagé et appris de nos collègues travaillant dans d'autres institutions, dans d'autres contextes, dans d'autres cultures que les nôtres ? Leur expérience aurait pourtant dû nous apparaître des plus précieuses.

2. Expérience personnelle

Notre expérience professionnelle s'est élargie et enrichie à la suite de notre engagement dans les initiatives de projets collaboratifs subsidiées par la Commission européenne. Nous souhaitions témoigner de la richesse tirée de la participation à un programme de ce type. Ces fonds européens permettent, sans entrer dans les détails, de nous décentrer de notre pratique professionnelle, de nos cultures et pays, de nous ouvrir à d'autres réalités professionnelles sur des questions éminemment pertinentes pour nos pratiques.

En tant que professionnels de la santé mentale, nous nous trouvons soumis à des récits souvent réducteurs, concernant nos expériences personnelles et professionnelles et notre formation qui agissent comme une force sur notre structure psychique et sur nos actes techniques (Sempere et Fuenzalida, 2017). En conséquence, nous avons tendance à répéter ce que nous avons appris au cours de notre formation par des méthodes qui s'éloignent souvent des pratiques naturelles et embrassent des tendances fragmentaires et artificielles. C'est ce que Pierre Bourdieu (1979) appelait habitus. L'habitus est pour lui le fait de se socialiser dans un « système de dispositions réglées ». Il permet à un individu de se mouvoir dans le monde social et de l'interpréter d'une manière qui d'une part lui est propre, qui d'autre part est commune aux membres des catégories sociales auxquelles il appartient. L'habitus expliquerait pourquoi, à un moment donné, nous résistons à intégrer un nouvel apprentissage dans un domaine où un réflexe nous conduit à répéter ce que nous pensons déjà connaître. Rompre avec cet automatisme est un défi. Cela nous oblige à développer constamment de nouvelles habiletés professionnelles, intellectuelles, linguistiques, sociales, culturelles, adaptatives, telle une formation continuée décuplée à tous niveaux.

Les co-auteurs de ce chapitre se souviennent toujours avec une certaine joie de la façon dont ils ont appris à se connaître et à s'imprégner les uns des autres grâce à cette expérience de tutorat qui a fait se croiser et réunir leurs chemins. En 2010, Javier Sempere, psychiatre de Elche, en Espagne, plus de 15 années d'expérience professionnelle à l'époque, décide de prendre une pause et de passer un mois auprès d'autres spécialistes hospitaliers en France et au Luxembourg. Outre la découverte de nouvelles techniques, il a fait de nombreuses rencontres, dont celle d'un psychologue belge, Jocelyn Deloyer, qui l'a invité, lui et son équipe, à participer à de nouveaux projets d'échanges européens. L'un des professionnels qui l'ont rejoint est Claudio Fuenzalida, psychologue chilien travaillant en Espagne. Beaucoup d'autres encore du secteur de la psychiatrie et de la santé mentale de divers pays ont rejoint ce nouveau réseau de coopération. L'un d'eux est le psychiatre belge, Serge Mertens de Wilmars.

Nombre de techniques abordées dans ces projets ont été introduites dans d'autres institutions. Citons la thérapie multifamiliale développée par le Centre de Thérapie Interfamiliale à Elche qui a ensuite été introduite au Centre Neuro Psychiatrique St-Martin à Namur, en Belgique, ainsi qu'à l'hôpital de Akureyri en Islande et au Centre de Soutien Psychologique et Pédagogique de Kepsipi à Athènes.

Ces occasions de visiter les institutions de nos partenaires et de mettre en œuvre de nouveaux dispositifs dans les nôtres nous ont fait réfléchir à cette question : comment apprenons-nous les uns des autres, comment transmettons-nous à d'autres équipes européennes nos expériences et connaissances ? Et finalement, pourquoi donc ne pas formaliser ce réseau de tutorat et étudier son fonctionnement, ses processus, bénéfices et obstacles ? C'est ainsi qu'est né dans un grand élan d'enthousiasme le programme TuTo+.

3. De la fonction de tuteur

Et c'est alors que l'on découvre avec grand plaisir combien la formation de tuteur guidée par une pédagogie réflexive constitue une gageure et un défi immenses. Cette réflexivité du professionnel se fait dans divers domaines et niveaux à la fois ; tant transnational que transdisciplinaire. Cela requiert donc beaucoup de souplesse, de curiosité et d'énergie, tant de la part du « formateur », que du « formé ».

La formation du tuteur, à la base un professionnel du soin, vise à lui permettre une explicitation claire, argumentée et réfléchie à plusieurs niveaux d'action et de réflexion de son vécu de manière tacite et implicite. Se vouloir formateur et tuteur réflexif, c'est poser un regard analytique et critique sur soi-même comme sujet-acteur de ce qui se passe. Si le professionnel du soin est formé un tant soit peu à la psychothérapie, cela facilitera les choses, mais passer du soignant au tuteur demande une pédagogie particulière, qui a été explicitée aux chapitres 2 et 3, notamment.

Le choix de la pédagogie réflexive, selon la terminologie de Kolb, se veut émancipatrice. Outre la clarification des savoirs théoriques, l'identification des bases de connaissances créatives, il faut rendre les intuitions et les connaissances accessibles et compréhensibles. Et il faut dès lors, avoir une bonne perception de ses partenaires et adopter un système de valeurs partagées le plus coconstruit possible. Cette pédagogie conduit alors vers une formation-transformation.

La covid-19 s'est invitée lors de ce deuxième volet du programme TuTo+ et a nécessité le développement du virtuel comme outil de communication et l'expérimentation de nouvelles pratiques sur le plan pédagogique et tutoriel. La situation pédagogique qui s'est ainsi imposée a permis d'établir les bases d'une lutte contre la fracture numérique déclinées en plusieurs points sur lesquels l'Europe devra pouvoir progresser davantage.

Selon une étude mesurant l'impact de la covid-19 sur les services de santé mentale en Europe (Thome et al., 2020), 61 % des experts estiment qu'ils ne sont pas suffisamment préparés à la situation et que la crise a affecté leurs travaux de recherche et leur financement. Cet article conclut que, les pandémies impliquent, par définition, une propagation transnationale, il est impératif que les réponses à un tel événement prennent une dimension internationale. Et pour ce qui concerne la construction d'un réseau d'ambition européenne, avec un budget réduit, les résultats du projet TuTo+ peuvent apporter beaucoup en matière de collaboration sur le terrain des techniques d'adaptation à des situations nouvelles.

4. Perspective

Les différents chapitres de ce livre révèlent indiscutablement une demande pédagogique qui se veut émancipatrice au travers d'une méthode socio-constructive où le tutorat transcende le compagnonnage.

Il y est aussi question de l'âme de notre pratique ainsi que du besoin d'une élévation professionnelle de son expérience propre et de celles des autres. Ce qui est parfaitement montré ici, c'est la place essentielle de la pédagogie, pensée dans cette perspective réflexive en un lien aller-retour permanent entre tuteur-stagiaire-pédagogue. Il permet aux soignants, qui ont été formés pour cela et seulement pour cela, de passer à la position réflexive du tuteur : cette posture constitue en elle-même un réel travail psychique, intellectuel, d'expérimentation réflexive et de changement de place et de rôle.

Grâce au tutorat, le bénéfice final de ces changements de position produit conjointement flexibilité et apprentissage. Il se trouve concrétisé dans l'enrichissement de notre travail et de notre approche envers les personnes et les familles qui viennent rechercher dans nos services de psychiatrie et de santé mentale un espace où grandir et pouvoir se comprendre.

Bien qu'il en soit aujourd'hui de plus en plus souvent question, nous sommes d'avis que la pratique de la pair-aidance pourrait davantage être poussée plus avant à l'avenir. Cette formation de tuteur se révèle une vraie expérience d'empowerment pour les professionnels eux-mêmes. Le tuteur pourra alors encore mieux implémenter cette pratique comme outil de soins pour, par et avec les usagers. Nous sommes d'avis que ce type de pédagogie et de formation au tutorat nécessite et mérite d'être développé quant au nombre de professionnels bénéficiaires au niveau européen.

Par ailleurs, cet ouvrage d'apport d'expériences et de témoignages devrait intéresser tout professionnel du soin qui se retrouve en position de superviseur, tuteur, « patron », responsable de professionnels plus jeunes. Il pousse à la réflexion sur la « place et le rôle » que nous prenons en tant que professionnel expérimenté et surtout comment nous voulons incarner ce statut et dans quel but.

On ne peut que souhaiter que ce programme TuTo+ soit suivi d'une troisième édition afin que davantage de professionnels puissent tirer profit de ce processus réflexif et transformatif. Cela les aiderait non seulement à acquérir des compétences en tutorat, mais aussi à s'améliorer sur le plan professionnel et affiner davantage encore leurs méthodes et outils pédagogiques.

Enfin, on ne peut qu'encourager la rencontre entre la préoccupation pédagogique et le soignant aguerri du soin ou novice, sous cette forme particulière du tutorat. Les gagnants en seront tout aussi bien les instances pédagogiques que les soignants et les usagers de la santé mentale. L'ambition de voir la naissance d'une structure de formation en tutorat au niveau européen nous apparaît ainsi riche de promesses.

Références

Bourdieu, P. (1979). *La distinction. Critique sociale du jugement.* Les Éditions de Minuit, Le sens commun.

Fond-Harmant L Deloyer J dir., (2017), Employment, training and research in psychiatry and mental health: an Innovative Tutoring Project in Europe, Éditions L'Harmattan, Collection Logiques Sociales, Paris.

Gardner, R., Nobel, M. M., Hessler, T. Yawn, C. D., Heron, T. E. (2007). Tutoring System Innovations: past practice to future prototypes. *Intervention in School and Clinic*, 43, 2, 71-81.

Thome, J., Deloyer, J., Coogan, A. N., Bailey- Rodriguez, D., da Cruz e Silva, O. A. B., Faltraco, F., Grima, C., Gudjonsson, S. O., Hanon, C., Hollý, M., Joosten, J., Karlsson, I., Kelemen, G., Korman, M., Krysta, K., Lichterman, B., Loganovsky, K., Marazziti, D., Moraitou, M., Mertens de Wilmars, S., Reunanen, M., Rexhaj, S., Sancaktar, M., Sempere, J., Tournier, I., Weynant, E., Vis, C., Lebas, M.-C. et Fond-Harmant, L. (2020). The impact of the early phase of the COVID-19 pandemic on mental-health services in Europe. *The World Journal of Biological Psychiatry.*

Mills, L. B. et Huebner, E. S. (1998). A Prospective Study of personality characteristics, occupational stressors, and burnout among school psychology practitioners. *Journal of School Psychology*, vol 36, 1, 103-120.

Sempere, J. et Fuenzalida, C. (2017). *Terapias Multifamiliares. El modelo interfamiliar : la terapia hecha entre todos.* Psimática.

Structures éditoriales du groupe L'Harmattan

L'Harmattan Italie
Via degli Artisti, 15
10124 Torino
harmattan.italia@gmail.com

L'Harmattan Hongrie
Kossuth l. u. 14-16.
1053 Budapest
harmattan@harmattan.hu

L'Harmattan Sénégal
10 VDN en face Mermoz
BP 45034 Dakar-Fann
senharmattan@gmail.com

L'Harmattan Cameroun
TSINGA/FECAFOOT
BP 11486 Yaoundé
inkoukam@gmail.com

L'Harmattan Burkina Faso
Achille Somé – tengnule@hotmail.fr

L'Harmattan Guinée
Almamya, rue KA 028 OKB Agency
BP 3470 Conakry
harmattanguinee@yahoo.fr

L'Harmattan RDC
185, avenue Nyangwe
Commune de Lingwala – Kinshasa
matangilamusadila@yahoo.fr

L'Harmattan Congo
67, boulevard Denis-Sassou-N'Guesso
BP 2874 Brazzaville
harmattan.congo@yahoo.fr

L'Harmattan Mali
ACI 2000 - Immeuble Mgr Jean Marie Cisse
Bureau 10
BP 145 Bamako-Mali
mali@harmattan.fr

L'Harmattan Togo
Djidjole – Lomé
Maison Amela
face EPP BATOME
ddamela@aol.com

L'Harmattan Côte d'Ivoire
Résidence Karl – Cité des Arts
Abidjan-Cocody
03 BP 1588 Abidjan
espace_harmattan.ci@hotmail.fr

Nos librairies en France

Librairie internationale
16, rue des Écoles
75005 Paris
librairie.internationale@harmattan.fr
01 40 46 79 11
www.librairieharmattan.com

Librairie des savoirs
21, rue des Écoles
75005 Paris
librairie.sh@harmattan.fr
01 46 34 13 71
www.librairieharmattansh.com

Librairie Le Lucernaire
53, rue Notre-Dame-des-Champs
75006 Paris
librairie@lucernaire.fr
01 42 22 67 13

www.ingramcontent.com/pod-product-compliance
Lightning Source LLC
LaVergne TN
LVHW021208061026
849535LV00008B/2622

* 9 7 8 2 3 4 3 2 3 9 5 6 9 *